À bas les kilos !

207 trucs de pro pour maigrir comme il faut

Guy Saint-Jean Éditeur
3440, boul. Industriel
Laval (Québec) Canada H7L 4R9
450 663-1777
info@saint-jeanediteur.com
www.saint-jeanediteur.com

....

Catalogage avant publication de Bibliothèque et Archives nationales du Québec et Bibliothèque et Archives Canada

Cormier, Hubert, 1988-

À bas les kilos : 207 trucs de pro pour maigrir comme il faut

ISBN 978-2-89455-720-4

1. Perte de poids - Aspect psychologique. I. Titre.

RM222.2.C67 2014 613.2'5 C2013-942744-9

....

Nous reconnaissons l'aide financière du gouvernement du Canada par l'entremise du Fonds du livre du Canada (FLC) ainsi que celle de la SODEC pour nos activités d'édition.

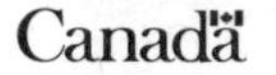

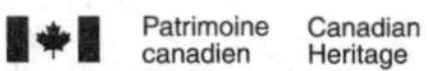

SODEC Québec

Gouvernement du Québec – Programme de crédit d'impôt pour l'édition de livres – Gestion SODEC

Édition : Élise Bergeron
Révision : Linda Nantel
Correction d'épreuves : Émilie Leclerc
Conception graphique : Olivier Lasser
Illustration de la page couverture : Marie-Josée Perreault

Dépôt légal — Bibliothèque et Archives nationales du Québec, Bibliothèque et Archives Canada, 2014
ISBN : 978-2-89455-720-4
PDF : 978-2-89455-721-1

Distribution et diffusion
Amérique : Prologue
France : Dilisco S.A.
Belgique : La Caravelle S.A.
Suisse : Transat S.A.

Imprimé au Canada
1re impression, janvier 2014

ASSOCIATION NATIONALE DES ÉDITEURS DE LIVRES

Guy Saint-Jean Éditeur est membre de l'Association nationale des éditeurs de livres (ANEL).

HUBERT CORMIER
NUTRITIONNISTE

À bas les kilos !

207 trucs de pro pour maigrir comme il faut

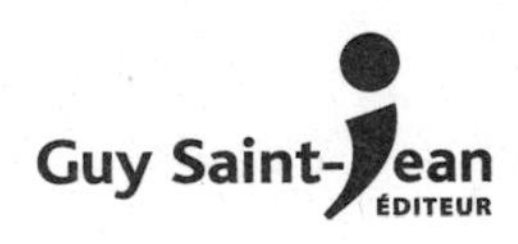

« Cela semble toujours impossible, jusqu'à ce qu'on le fasse. »

NELSON MANDELA

Un mot de l'auteur

Le simple fait d'avoir ce livre en main est un premier pas vers la réalisation de votre objectif santé. Tout au long de votre lecture, vous serez étonné de voir combien il peut être facile de bien gérer son poids. Jusqu'à maintenant, vous avez peut-être fait des régimes à répétition ou déployé des efforts surhumains pour perdre du poids. Le régime yoyo, vous connaissez? Peut-être avez-vous renoué avec vos vieilles habitudes à cause d'une mauvaise estime de soi, d'un manque de motivation ou du regard des autres. Je vous propose une approche différente qui vous mènera progressivement vers de bons résultats. Il vous suffit de lire un truc, de le mettre en pratique, puis de passer au suivant. Si un truc ne vous plaît pas ou ne semble pas approprié à votre cas, vous n'avez qu'à le mettre de côté et à vous concentrer sur un autre.

On sait que les femmes ont une espérance de vie plus longue que les hommes. Des études récentes indiquent qu'un surplus de poids de 22,7 kg (50 lb) peut réduire la longévité de 13 ans chez les hommes et de 8 ans chez les femmes. Un surplus de 13,6 à 22,7 kg (30 à 50 lb) risque de diminuer notre vie de 4 ans et un surpoids de 4,5 à 13,6 kg (10 à 30 lb) de 2 ans. Qui a vraiment envie d'hypothéquer sa vie de cette façon?

Ce livre n'est pas un régime

Je suis heureux de vous proposer une multitude de trucs qui vous aideront à perdre ou à maintenir votre poids tout en ayant la liberté de conserver vos habitudes. Mon but n'est pas de vous faire renoncer à quoi que ce soit, mais plutôt de vous inciter à intégrer de bons conseils santé dans votre vie quotidienne. Je vous invite à vous réconcilier avec votre alimentation. Il est révolu le temps des cures miracles vantant les mérites extraordinaires du céleri, du pamplemousse, du chou, du raisin ou quoi encore !

J'ai eu beaucoup de plaisir à rédiger ce livre qui s'inspire largement de ma pratique en clinique privée. J'ai toujours été attentif aux grandes préoccupations de ma clientèle et je suis vivement intéressé à connaître les conseils qui ont le plus d'impact positif sur leur vie. Les trucs et les conseils que je vous recommande sont peut-être étonnants parfois, mais ils sont toujours faciles à adopter. Mon souhait le plus cher est que vous soyez enfin convaincu que pour perdre du poids il n'est pas nécessaire de se priver de tout. Il suffit de faire quelques petits changements, par exemple substituer un aliment à un autre ou varier davantage son alimentation. La clé du succès est d'oser aller de l'avant sans crainte.

Atteindre l'équilibre

Je compare souvent la nutrition à une balance à deux plateaux. Le poids doit être réparti à parts égales, sinon la balance penchera d'un côté ou de l'autre. Cette image s'applique parfaitement à nos besoins énergétiques. Les entrées (apports énergétiques) doivent être équivalentes aux sorties (dépenses énergétiques). Une balance calorique négative mènera à une perte de poids tandis qu'une balance calorique positive causera un gain de poids.

Plusieurs facteurs sont à considérer dans cette équation. Tout d'abord, les entrées alimentaires provenant de la nourriture et des liquides ajoutent du poids du côté des apports énergétiques.

En contrepartie, l'activité physique, le métabolisme de base, la thermogénèse (production de la chaleur physiologique), la privation et les régimes permettent quant à eux d'ajouter du poids du côté des dépenses énergétiques. Pour atteindre l'équilibre, qui représente votre besoin énergétique, les apports doivent donc égaler les dépenses. Pour ce faire, il faut rigoureusement éviter certains moyens tels que la privation, qui peut entraîner l'apparition de troubles alimentaires, les régimes miracles ou l'habitude de sauter des repas.

Le but ultime, vous l'aurez compris, est de se fier à ses signaux de faim et de satiété et d'apprendre à les reconnaître. Toutefois, il peut être compliqué d'y arriver lorsque la société et l'environnement nous poussent constamment à surconsommer. Avec de légers changements et un peu de motivation, vous pourrez facilement faire pencher la balance du côté de la dépense énergétique et induire ainsi une perte de poids. De petits changements au quotidien permettent de diminuer notre apport calorique sans toute la discipline qu'impose un régime.

C'est avec cette idée en tête que j'ai décidé de concevoir ce livre qui regorge de trucs et d'astuces pour faciliter la perte de poids et prendre un virage santé sur le plan alimentaire. Chaque petit geste compte. Par exemple, notre métabolisme de base (le nombre minimal de calories nécessaires pour bien fonctionner au quotidien) tend à diminuer de 2 à 3 % par décennie. À la fin de cette décennie, il faudrait avoir retranché environ 45 calories par jour de notre alimentation. Certains n'auront aucun problème à y arriver seuls, et ce, sans même s'en rendre compte puisque notre corps est une machine bien conçue qui mettra en branle des processus de compensation. Pour d'autres, ce sera plus compliqué. Cette diminution légère et sournoise du métabolisme de base mènera à un faible gain de poids d'environ 227 à 455 g (½ à 1 lb) par année. Réparti sur toute une année, ce gain de poids est imperceptible, mais après 10 ou 20 ans, on finit par constater l'évidence !

Bougez!

Certes, le fait de combiner une saine alimentation avec une activité physique régulière permet de créer un déficit énergétique qui mènera à une perte de poids saine. Comme il faut créer un déficit de 3500 calories par semaine pour perdre l'équivalent de 455 g (1 lb) de gras, l'activité physique contribue à accélérer ce processus. De plus, on sait qu'une période de 30 à 60 minutes d'activité physique par jour a un impact très positif sur la santé. Jogging, marche, natation et sports d'équipe sont reconnus pour leurs immenses bienfaits. Mais nous ne sommes pas tous aussi actifs 365 jours par année, d'où l'importance d'intégrer des trucs faciles dans notre quotidien pour perdre les kilos excédentaires ou maintenir un poids santé.

Ne boudez pas votre plaisir

Se fixer des objectifs utopiques peut mener à un sentiment de vulnérabilité et de découragement. Il est donc important de se fixer des objectifs réalisables, clairs et faciles à atteindre qui tiennent compte du plaisir lié à la nourriture. Pour perdre du poids, on ne doit pas se priver d'aliments, car la dimension physique n'est pas la seule en cause. Quoi que l'on fasse, il faut toujours accorder de l'importance à notre dimension psychologique. Disons-le sans détour : s'imposer de telles restrictions alimentaires va à l'encontre d'une bonne santé psychologique. Je vous invite à dresser la liste de tous les aliments que vos régimes précédents vous interdisaient.

C'est fait?

Prenez votre liste et allez acheter tous ces aliments au supermarché. AUCUN aliment n'est interdit! Il faut simplement apprendre à gérer ses portions et sa consommation. Faites le test pour voir. J'ai écrit ce livre pour vous guider, vous épauler et vous apprendre à réintroduire judicieusement les aliments interdits.

Bonne lecture!

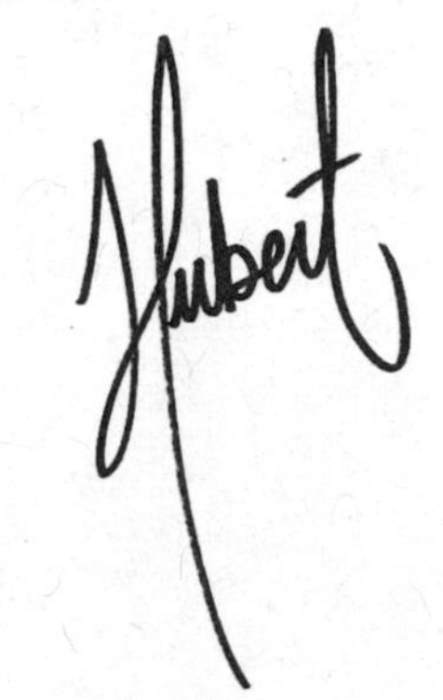

01

En consultant le tableau de la page suivante, en fonction de votre sexe, votre taille, votre poids et votre âge, vous pourrez obtenir une valeur moyenne de votre métabolisme de base, c'est-à-dire le nombre minimal de calories dont vous avez besoin pour bien fonctionner au quotidien. Plus on est grand et plus on est gros, plus le métabolisme de base sera élevé. Vous remarquerez également que plus on vieillit, plus le métabolisme tend à ralentir. Ce ralentissement s'explique notamment par un changement de la composition corporelle. En effet, en vieillissant, l'on tend à avoir un peu moins de masse musculaire et davantage de masse grasse.

LES FEMMES

TAILLE	POIDS (KG)	25 À 30 ANS	30 À 35 ANS	35 À 40 ANS	40 À 45 ANS	45 À 50 ANS	50 À 60 ANS	PLUS DE 60 ANS
de 1 m 55 à 1 m 70	50	1248	1220	1198	1178	1161	1137	1113
de 1 m 55 à 1 m 70	55	1306	1277	1254	1233	1215	1191	1165
de 1 m 55 à 1 m 70	60	1362	1332	1307	1286	1267	1241	1215
de 1 m 55 à 1 m 70	65	1415	1384	1358	1336	1317	1290	1262
de 1 m 55 à 1 m 70	70	1466	1434	1407	1384	1364	1337	1308
de 1 m 55 à 1 m 70	75	1516	1483	1455	1431	1410	1382	1352
de 1 m 55 à 1 m 70	80	1563	1529	1501	1476	1455	1425	1395
de 1 m 55 à 1 m 70	85	1609	1574	1545	1520	1498	1467	1436
de 1 m 55 à 1 m 70	90	1654	1618	1588	1562	1539	1508	1476
de 1 m 55 à 1 m 70	95	1698	1661	1630	1603	1580	1548	1514
de 1 m 70 à 1 m 80	65	1471	1439	1412	1389	1368	1341	1312
de 1 m 70 à 1 m 80	70	1524	1491	1463	1439	1418	1389	1359
de 1 m 70 à 1 m 80	75	1575	1541	1512	1487	1466	1436	1405
de 1 m 70 à 1 m 80	80	1625	1589	1560	1534	1512	1481	1449
de 1 m 70 à 1 m 80	85	1673	1636	1606	1579	1556	1525	1492
de 1 m 70 à 1 m 80	90	1719	1682	1650	1623	1600	1567	1534
de 1 m 70 à 1 m 80	95	1765	1726	1694	1666	1642	1609	1574
de 1 m 70 à 1 m 80	100	1809	1769	1736	1708	1683	1649	1613
de 1 m 70 à 1 m 80	105	1851	1811	1777	1748	1723	1688	1652
de 1 m 70 à 1 m 80	110	1893	1852	1817	1787	1762	1726	1689

LES HOMMES

TAILLE	POIDS (KG)	25 À 30 ANS	30 À 35 ANS	35 À 40 ANS	40 À 45 ANS	45 À 50 ANS	50 À 60 ANS	PLUS DE 60 ANS
de 1 m 70 à 1 m 80	75	1772	1733	1700	1673	1648	1615	1574
de 1 m 70 à 1 m 80	80	1827	1787	1754	1725	1700	1666	1624
de 1 m 70 à 1 m 80	85	1881	1840	1806	1776	1750	1715	1672
de 1 m 70 à 1 m 80	90	1934	1891	1856	1826	1799	1763	1718
de 1 m 70 à 1 m 80	95	1984	1941	1905	1874	1846	1809	1763
de 1 m 70 à 1 m 80	100	2034	1989	1952	1920	1892	1854	1807
de 1 m 70 à 1 m 80	105	2082	2037	1999	1966	1937	1898	1850
de 1 m 70 à 1 m 80	110	2129	2083	2044	2010	1981	1941	1892
de 1 m 70 à 1 m 80	115	2175	2127	2088	2054	2024	1983	1933
de 1 m 70 à 1 m 80	120	2220	2171	2131	2096	2066	2024	1973
de 1 m 80 à 1 m 90	75	1821	1782	1748	1720	1695	1661	1618
de 1 m 80 à 1 m 90	80	1879	1838	1803	1774	1748	1713	1669
de 1 m 80 à 1 m 90	85	1934	1892	1857	1826	1800	1763	1719
de 1 m 80 à 1 m 90	90	1988	1945	1908	1877	1850	1812	1767
de 1 m 80 à 1 m 90	95	2040	1996	1958	1926	1898	1860	1813
de 1 m 80 à 1 m 90	100	2091	2045	2007	1974	1946	1906	1858
de 1 m 80 à 1 m 90	105	2141	2094	2055	2021	1992	1952	1902
de 1 m 80 à 1 m 90	110	2189	2141	2101	2067	2037	1996	1945
de 1 m 80 à 1 m 90	115	2236	2187	2147	2111	2081	2039	1987
de 1 m 80 à 1 m 90	120	2282	2233	2191	2155	2124	2081	2028

psssst!

Pour connaître votre taille en mètres, consultez votre permis de conduire.

Pour convertir en kilos un poids en livres, on le multiplie par 0,4536 ou on le divise par 2,2046. Par exemple, si on pèse 155 lb, on multiplie 155 par 0,4536 ou on le divise par 2,2046, ce qui fait 70 kg.

Pour calculer votre besoin énergétique, c'est-à-dire le nombre de calories nécessaires pour maintenir votre poids santé, multipliez votre métabolisme de base par 1,37 si vous êtes sédentaire et par 1,55 si vous êtes actif. Les chiffres vous paraîtront peut-être élevés, mais il peut s'agir d'une simple question de perception. Les nombreux trucs présentés dans ce livre vous apprendront à remplacer certains aliments à densité énergétique élevée par de meilleurs choix.

2

Maintenant que vous connaissez votre besoin énergétique, n'oubliez pas que toutes les calories additionnelles que vous consommerez au cours de la journée seront stockées par votre organisme. Si votre besoin énergétique quotidien est de 1900 calories et que vous en mangez 2600, les 700 calories excédentaires seront entreposées dans vos réserves (cellules adipeuses) pour une utilisation ultérieure. Il va de soi que si vous restez assis sur votre canapé toute la journée, vous n'aurez jamais besoin de puiser dans vos réserves, d'où l'importance de faire de l'exercice. Que faites-vous pour bouger davantage au travail et à la maison? Êtes-vous membre d'une équipe ou d'un centre sportif? Les activités de la vie quotidienne (monter les escaliers, balayer, marcher, jardiner, etc.) permettent généralement de brûler jusqu'à 300 calories par jour. Usez de créativité en trouvant de nouveaux trucs pour dépenser plus de calories, par exemple en garant votre voiture le plus loin possible de la porte d'entrée du centre commercial ou du bureau. Vous pouvez aussi prendre les escaliers plutôt que l'ascenseur, cacher la télécommande et vous lever chaque fois que vous avez envie de zapper, bouger pendant les pauses publicitaires, entreprendre une routine d'entraînement le matin en vous levant 15 minutes plus tôt. Vous avez sûrement d'autres bonnes idées, non?

3

En vieillissant, le métabolisme de base, soit la quantité de calories dépensées par le corps au repos pour assurer les fonctions vitales (respiration, circulation sanguine, etc.) diminue d'environ 2 à 3 % par décennie à l'âge adulte. Si nos portions ne diminuent pas en conséquence, on risque alors de prendre du poids lentement mais sûrement. Voilà pourquoi certaines personnes grossissent peu à peu au fil des ans sans même s'en rendre compte. Portez une attention particulière à vos portions. Vers la soixantaine, elles devraient être 10 % plus petites que dans la vingtaine. Cette prise de poids est perverse, car elle s'étale progressivement sur plusieurs années. Prendre 1 kg (2 lb) de plus par année peut sembler insignifiant, mais 10 ans plus tard ce gain de poids se traduit par 10 kg (22 lb) en trop!

4

C'est mathématique! Pour maigrir, on doit créer un déficit énergétique en consommant moins de calories que n'en requièrent nos besoins énergétiques. Un surplus calorique de 3500 calories nous fait prendre 500 g (1 lb) de masse grasse. Inversement, pour perdre 500 g (1 lb) de gras indésirable par semaine, il faut couper 3500 calories de notre régime alimentaire, soit 500 calories par jour. La liste suivante démontre que c'est moins difficile qu'on pourrait le croire.

- 1 petit sac de croustilles de 43 g (1 ½ oz) = 233 calories
- 1 canette de boisson gazeuse de 355 ml (12 oz) = 141 calories
- 100 g (½ tasse) de bonbons aux arachides de type M&M (45 bonbons) = 463 calories
- 1 piña colada de 250 ml (8 oz) = 462 calories
- 1 coupe de vin rouge de 150 ml (5 oz) à 11,5 % d'alcool = 127 calories
- 8 craquelins de blé = 182 calories
- 1 portion de brie de 50 g (1 ¾ oz) = 167 calories

5

Certains aliments prétendument santé sont un peu moins attrayants quand on analyse leur composition de plus près. C'est le cas du hoummos, un mélange de purée de pois chiches et de tahini (beurre de sésame) au goût incomparable souvent servi avec des craquelins, du pain pita ou des crudités. Le hoummos est très calorique, soit 55 calories par portion de 2 c. à soupe. Mais qui peut vraiment se contenter de 2 c. à soupe? C'est si bon après tout! Je vous propose une purée de pois chiches maison dont le goût est similaire à celui du hoummos. Elle est moins calorique puisqu'elle ne contient pas de tahini.

Ce qu'il faut

- 550 g (2 ¾ tasses) de pois chiches en conserve, rincés et égouttés
- 3 c. à soupe d'eau
- 1 à 2 gousses d'ail
- 80 g (⅓ de tasse) de yogourt grec nature
- Le jus de 1 citron
- 1 c. à thé (à café) d'huile de sésame
- Sel
- Persil frais (facultatif)
- Graines de sésame (facultatif)

Ce qu'il faut faire

1. Au mélangeur, réduire tous les ingrédients (sauf le persil et les graines de sésame) en purée lisse et homogène.
2. Verser dans un bol et garnir de persil haché et de graines de sésame.

psssst !

Semblable au hoummos, le baba ganoush peut être servi avec des craquelins, des pitas ou des crudités. On le prépare avec de l'aubergine et du tahini. Il faut le consommer avec modération puisqu'il est riche en calories et en matière grasse. Il ne faut pas croire qu'un aliment contenant des pois chiches ou de l'aubergine est toujours un aliment santé. Oui, le hoummos et le baba ganoush peuvent être mis au menu, mais en petite quantité. Une portion raisonnable de 60 g (¼ de tasse) renferme 110 calories, dont 5 g de gras.

6

Avez-vous des « amis-diète » ? Il est toujours plus facile de garder sa motivation quand des personnes de notre entourage sont dans la même situation que nous. Parlez de votre nouveau défi à vos amis. Si vous ne réussissez pas à piquer leur intérêt, essayez de vous faire de nouveaux contacts grâce aux réseaux sociaux. Plusieurs pages ou groupes Facebook consacrés à la perte de poids pourraient vous procurer un soutien valable. Les communautés virtuelles permettent aux participants de s'épauler, de rester fidèles à leurs objectifs, de partager leurs expériences et leurs états d'âme tout en s'inspirant des conseils d'autrui.

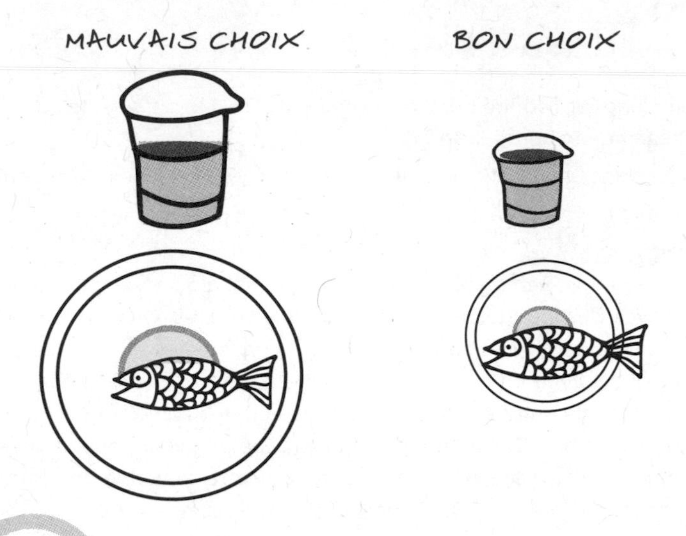

7

Saviez-vous que le fait de manger dans une assiette de 23 cm (9 po) de diamètre plutôt que de 30 cm (12 po) pouvait nous faire économiser près de 300 calories par repas ? Cela est loin d'être négligeable. Cette bonne habitude peut nous aider à perdre environ 500 g (1 lb) de graisse en deux semaines, et ce, sans qu'on ait à déployer des efforts particuliers. Même constat pour les grands verres qui nous incitent souvent à boire plus qu'il ne faut. Une portion de jus équivaut à 125 ml (4 oz) et une portion de café à 250 ml (8 oz). C'est beaucoup moins que ce que l'on pourrait croire. Versez 125 ml (4 oz) de liquide dans une tasse à mesurer (verre gradué) et transvidez-le ensuite dans des verres ou des tasses de différents formats que vous avez à la maison. Calculez combien de portions de 125 ml (4 oz) ils contiennent quand ils sont pleins. Si vous êtes catastrophé par le résultat, je vous suggère d'acheter des tasses ou des verres plus petits.

Autre expérience intéressante : prenez deux verres de formats différents contenant le même volume : le premier large et gros, le second étroit et haut. Vous aurez naturellement tendance à verser plus de liquide dans le premier que dans le second. Cela n'a aucune importance si vous buvez de l'eau, mais dans le cas d'une boisson sucrée, un surplus de 250 ml (8 oz) vous fera consommer jusqu'à 25 g de glucides (100 calories), ce qui peut mener à un gain de poids de plus 4,5 kg (10 lb) par année.

8

Les recettes demandent souvent de la crème 35 % M.G. alors que dans la plupart des cas on pourrait se satisfaire de crème 15 %. La différence de calories entre les deux est étonnante, car ce sont les lipides (gras) qui contribuent le plus à faire augmenter le total des calories provenant des aliments. Les lipides ont une densité énergétique équivalant à 9 cal/g. Donc, plus du tiers de la crème 35 % est constitué de gras. Comme 1 ml de crème = 1 g, un berlingot de 250 ml (8 oz) de crème 35 % contient environ 88 g de gras (surtout des gras saturés), ce qui représente 792 calories uniquement pour la fraction reliée aux gras (sur un total de 825 calories). En optant pour la crème 15 %, on obtient 38 g de lipides, soit 342 calories. Le choix est plutôt simple, non ? Fait intéressant : 250 ml (1 tasse) de crème donnent le double du rendement, soit 500 ml (2 tasses), lorsque fouettée ! Comme le volume est plus gros, on a tendance à en consommer moins. Accompagnez donc votre gâteau de crème fouettée plutôt que de crème liquide !

9

Connaissez-vous le principe 80/20 ? Si on souhaite l'appliquer à notre alimentation, il suffit de faire de bons choix 80 % du temps et de se faire plaisir le reste du temps (20 % de ce que nous consommons). Par exemple, je peux faire attention toute la semaine et me permettre un dessert calorique ou une friandise au cinéma un jour de week-end. On peut appliquer ce principe sur une base hebdomadaire ou quotidienne à condition de toujours respecter le ratio 80/20. Par exemple, dans le cadre d'un régime quotidien à 2000 calories, pas plus de 400 calories devraient provenir d'aliments à faible valeur nutritive.

10

Lorsqu'un repas est composé uniquement de pâtes, on ingère énormément de glucides d'un seul coup. Un repas de pâtes équilibré doit obligatoirement comprendre des protéines, par exemple de 30 à 60 g (1 à 2 oz) de fromage partiellement écrémé (< 20 % M.G.). On peut aussi ajouter du tofu mou soyeux à la sauce rosée, béchamel ou Alfredo, une belle façon de l'enrichir de précieuses protéines et de rendre sa texture plus onctueuse. Cela permettra d'éprouver une sensation de satiété plus rapidement.

11

Tartinez-vous vos toasts avec du beurre ou de la margarine avant d'y étaler de la confiture, des cretons ou une autre matière grasse comme du beurre d'arachide ou d'amande ? Il est bon de savoir que 1 c. à thé (à café) de beurre ou de margarine peut ajouter jusqu'à 45 calories par toast. Évitez de mettre du beurre ou de la margarine sur les toasts au beurre d'arachide, un aliment riche en lipides qui renferme 16 g de gras par portion de 2 c. à soupe. Si vous aimez le beurre, essayez le beurre fouetté auquel on a incorporé de l'air pour lui donner une texture légère et molle. Il contient moins de calories que le beurre ordinaire pour le même volume.

12

Consommer suffisamment de légumes chaque jour peut représenter tout un défi, surtout si l'on désire varier ses menus. Je vous conseille de farcir les filets de porc et les poitrines de poulet (blancs de volaille) avec de bons légumes frais : asperges, épinards, tomates (style bruschetta), courgettes, etc. Vous pouvez également y ajouter des tranches de fromage allégé. Elles fondront peu et resteront bien en place dans les apprêts de viande en portefeuille. Un ajout de pesto peut aussi faire toute la différence. Il en va de même des fruits exotiques (ananas, mangue, papaye, kiwi) contenant des enzymes spécifiques ayant la propriété d'attendrir la viande. Voilà une façon judicieuse de consommer le nombre requis de portions de légumes et de fruits. Les légumes offrent l'avantage d'être très peu caloriques et de fournir des vitamines, des minéraux et des fibres alimentaires. Soulignons aussi le fait qu'ils nous permettent d'éprouver plus facilement un sentiment de satiété puisqu'ils occupent une place de choix dans notre assiette.

13

Vous pouvez remplacer le lait de vache par une boisson d'amande non sucrée dans plusieurs recettes : pâtisseries, crêpes, pancakes, etc. Ce léger changement vous permettra de consommer beaucoup moins de calories puisqu'elle n'en contient que 30 par 250 ml (1 tasse). Optez pour une boisson enrichie de vitamines A et D. Comme il s'agit d'une boisson végétale, elle ne contient pas de protéines. Pour pallier ce manque, il peut être intéressant d'ajouter des protéines de petit-lait (protéines de lactosérum) en poudre en vente dans les pharmacies et les magasins d'alimentation naturelle. Dans vos recettes, vous pouvez aussi remplacer 250 ml (1 tasse) de lait 2 % M.G. par 125 ml (½ tasse) de boisson de soja nature et 125 ml (½ tasse) d'eau. Vous consommerez ainsi 74 calories de moins sans modifier la texture ni le goût de vos plats. Ce truc est particulièrement conseillé à ceux qui sont intolérants au lactose, mais tous peuvent en bénéficier pour diminuer le nombre de calories dans les recettes de pâtisseries et de desserts qui en contiennent déjà beaucoup.

14

Les champignons font partie des rares aliments qui nous procurent de la vitamine D, un puissant antioxydant dont la synthèse est contrecarrée avec la diminution des heures d'ensoleillement. Leur densité énergétique étant très faible, on peut les utiliser pour augmenter considérablement le volume de différentes préparations sans augmenter le nombre de calories de façon notable. Les champignons nous procurent rapidement une sensation de satiété. Ajoutez-en aux boulettes et aux galettes de viande hachée… une excellente idée pour les hamburgers ! Il suffit de couper 75 g (1 tasse) de champignons en petits cubes et de les faire poêler légèrement avant de les intégrer à la préparation de viande hachée (500 g/1 lb). Ajouter 1 œuf, 10 à 15 craquelins émiettés et quelques gouttes de tabasco. On peut cuire les galettes dans un grille-sandwichs ou au barbecue pour faire des hamburgers savoureux contenant moins de viande, donc moins de calories.

15

Votre ventre gargouille et vous aimeriez prendre une collation santé ? Les graines de soja rôties sont un excellent choix. Elles contiennent 130 calories par portion de 28 g (1 oz), près de

11 g de protéines et 6 g de bons gras, principalement des gras polyinsaturés. La portion idéale équivaut au contenu d'un verre à liqueur ou à la surface d'un *post-it* de 8 cm x 8 cm (3 po x 3 po). Faites preuve de créativité et saupoudrez-en entre autres sur vos salades.

16

Saviez-vous que l'olive est constituée de gras à 95 %? Ce n'est donc pas sans raison si on peut en extraire de l'huile sans difficulté. Une quantité d'environ cinq olives représente une portion quotidienne idéale. Soyez vigilant, car certaines sont farcies en plus de baigner dans l'huile, ce qui fait augmenter rapidement le nombre de calories. L'huile d'olive est composée principalement de gras insaturés, lesquels sont beaucoup moins dommageables pour la santé que les gras saturés.

17

À Pâques et à la Saint-Valentin, la tradition veut que l'on offre des fleurs et du chocolat. Je vous suggère d'opter pour du chocolat noir contenant 70 % de cacao. Plus la quantité de cacao est élevée, plus vite on éprouve un sentiment de satiété. Pour bénéficier pleinement des vertus santé du chocolat noir, on peut en consommer jusqu'à 20 g (⅔ d'oz) par jour. Régalez-vous !

18

Les soupes en conserve pauvres en gras contiennent peu de protéines mais beaucoup de sel. Il ne faut toutefois pas se priver d'en acheter à condition de les servir avec un aliment protéiné. Accompagnez-les d'un petit morceau de fromage allégé ou ajoutez-y des morceaux de poulet, des légumineuses ou des edamames pour les transformer en soupes-repas. Les soupes en conserve sont utiles comme base pour concocter des plats plus intéressants sur le plan nutritif. Vous trouverez des edamames (fèves de soja vert) au supermarché et dans les magasins d'alimentation naturelle avec les autres produits surgelés. Ils ont une teneur élevée en protéines, soit près de 11 g par portion de 125 g (2/3 de tasse). Contrairement aux légumineuses les plus connues, les edamames renferment moins de glucides (sucres) et de calories. Ils sont bons en accompagnement ou intégrés dans les salades, ragoûts, soupes et plats sautés. On peut aussi les transformer en hoummos.

19

Si vous avez envie d'un dessert peu compliqué, je vous propose ma recette de blanc-manger. C'est une excellente façon de prendre toutes nos portions de produits laitiers et de combler nos besoins en calcium sans ingérer beaucoup plus de calories qu'avec un simple verre de lait. On peut accompagner le blanc-manger de fruits frais, surgelés ou en conserve, de confiture, de copeaux de chocolat, etc. Laissez aller votre imagination. Personnellement, je craque pour la variante à la cardamome servie avec de bonnes fraises juteuses !

Ce qu'il faut

- 3 c. à soupe de fécule de maïs
- 500 ml (2 tasses) de lait
- 2 c. à soupe de sucre ou d'édulcorant
- 1 c. à thé (à café) d'essence de vanille
- Épices moulues au choix (cardamome, cannelle, muscade, gingembre) ou poudre de cacao

Ce qu'il faut faire

1. Dans un bol, diluer la fécule de maïs dans un peu de lait pour éviter la formation de grumeaux.
2. Ajouter le reste du lait et le sucre.
3. Cuire au bain-marie, à feu doux, jusqu'à épaississement.
4. Laisser refroidir quelques minutes avant d'ajouter la vanille et les épices.
5. Verser dans des verrines et réfrigérer pendant quelques heures avant de servir.

20

Faire l'amour permet de brûler 5 calories à la minute. Faites vos comptes ! Si on essayait de perdre 500 g (1 lb) de gras par semaine uniquement en faisant l'amour, il faudrait s'y consacrer 100 minutes par jour. Intéressant, non ?

21

Le vinaigre aromatique rehausse admirablement le goût des légumes servis en accompagnement même s'il ne contient aucune calorie contrairement à l'huile. Voici une recette toute simple. Mettre des fines herbes, épices ou fleurs comestibles (la quantité désirée) dans une bouteille ou un plat hermétique. (Ne jamais utiliser d'ail frais ; voir l'avertissement ci-après.) Couvrir entièrement de vinaigre blanc. Fermer hermétiquement et laisser macérer au réfrigérateur pendant 2 semaines en agitant le contenu de temps à autre. Faites vos propres expériences jusqu'à ce que vous trouviez la recette qui vous plaît le plus. Personnellement, j'aime beaucoup le vinaigre au basilic et à l'origan.

Le vinaigre balsamique est sept fois plus calorique que le vinaigre blanc. Au moment de confectionner une vinaigrette, il peut être intéressant de mélanger ces deux vinaigres même si l'on consomme rarement une grande quantité de vinaigre dans une seule journée. Ce truc est surtout recommandé aux personnes qui mangent de la salade chaque jour.

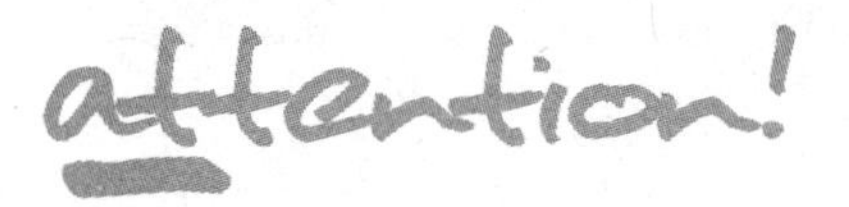

N'utilisez jamais d'ail frais dans votre vinaigre aromatique pour éviter tout risque de botulisme, une intoxication grave, souvent mortelle, causant une paralysie musculaire et des troubles de vision et de respiration dus à la présence de toxines.

22

Les grandes chaînes de cafés offrent différents *lattes* aromatisés : lait de poule, saveur de pain d'épices ou de moka-menthe, etc. Ces boissons extrêmement sucrées contiennent souvent une grande quantité de glucides. Si vous ne pouvez résister à la tentation, achetez le format le plus petit. Ou pourquoi ne pas plutôt prendre un bon thé pour vous réchauffer ? Une grande chaîne bien connue offre un format *piccolo* de 250 ml (8 oz), mais on doit le demander au barista puisqu'il n'est pas proprement affiché. Quant au format *venti* (grand), il contient un peu moins que trois cafés américains de 250 ml (8 oz). Vous faites un choix responsable chaque fois que vous choisissez le petit format.

Pour utiliser moins de sucre dans votre café, remplacez-le graduellement par de l'essence de vanille ou de noisette et un soupçon de cannelle. Après quelques semaines, vous n'éprouverez plus le besoin d'employer du sucre. L'apport quotidien en sucres ajoutés est l'une des causes importantes de l'obésité. Il faut être très vigilant et apprendre à détecter les sucres cachés dans tous les produits que l'on achète. L'idéal est de cacher le sucrier au fond du garde-manger et de n'utiliser le sucre blanc que dans les recettes de desserts.

23

Si vous avez une petite fringale, voici quelques suggestions de collations ne contenant pas plus de 50 calories :

- Un morceau de chocolat noir 70 % M.G. de 8 g (⅓ d'oz)
- 8 amandes
- 7 c. à soupe de yogourt aux fruits 0 % M.G.
- 2 c. à soupe de raisins secs
- ½ bagel mince, grillé
- Fruits séchés (2 c. à soupe de raisins de Corinthe ou 6 abricots)
- 16 tomates cerises
- 20 bâtonnets de bretzels
- 1 biscuit à l'avoine
- 20 g (2 tasses) de maïs soufflé nature

24

La télévision nous procure des heures de plaisir, mais il est préférable de l'éteindre à l'heure des repas. Des études indiquent que le fait de regarder la télé en mangeant prolonge la durée du repas et, par le fait même, le nombre de calories absorbées. Captivés par le petit écran, nous sommes moins attentifs à la quantité d'aliments que nous consommons, ce qui peut mener à certains excès. L'idéal est de prendre ses repas dans une pièce où il n'y a pas de télé plutôt que sur le canapé du salon. Si la télé est l'un de vos passe-temps favoris, pourquoi ne pas la regarder en faisant de l'exercice ? Pendant les pauses publicitaires, profitez-en pour perdre quelques calories en faisant l'un des exercices suivants. Une bonne façon de garder sa motivation est de s'y adonner avec son conjoint ou un autre membre de la famille. Multipliez le nombre de minutes par le chiffre entre parenthèses pour connaître le nombre de calories que vous aurez brûlées pendant la soirée. Par exemple, si je fais 10 minutes de sautillements sur place : 10 minutes x 8 = 80 calories perdues !

- jogging sur place (8)
- pompes (*pushups*) (8)
- sautillements sur place (*jumping jacks*) (8)
- redressements assis (7,5)
- vélo d'intérieur (7)
- plateforme d'aérobie (*step*) (5)
- exercices de flexions sur jambes (*squats*) (3,5)

25

Il est très important de bien s'hydrater chaque jour. Qui n'a pas entendu dire qu'il fallait boire 8 verres d'eau par jour ? En réalité, on doit prendre environ 1 ml de liquide pour chaque calorie dont nous avons besoin quotidiennement. Par exemple, si notre besoin énergétique est de 2 300 calories, on doit prendre 2,3 litres (9 tasses) de liquide par jour. Mais n'allez pas croire qu'il ne faut boire que de l'eau. Café, thé, soupe, boissons gazeuses, boissons énergétiques, eaux vitaminées, jus, gelées, crème glacée et glace peuvent être comptabilisés comme faisant partie des liquides acceptables même si l'eau reste évidemment l'une des meilleures boissons pour bien s'hydrater. Buvez-vous suffisamment chaque jour ?

26

Si vous en avez assez du riz et des pommes de terre, pourquoi ne pas essayer d'autres féculents ? La polenta est un accompagnement peu calorique dont la recette est assez simple puisqu'elle ne contient que deux ingrédients : de l'eau et de la farine ou semoule de maïs. La semoule est en fait de la farine de maïs un peu plus granuleuse. La farine ressemble davantage à une poudre. Voici une recette peu compliquée. Porter à ébullition 2 litres (8 tasses) d'eau légèrement salée. Verser la semoule ou la farine de maïs en pluie en fouettant sans cesse pour éviter la formation de grumeaux. Cuire à feu doux environ 20 minutes. La polenta ne raffermira pas immédiatement. Il faut la laisser refroidir pour qu'elle épaississe convenablement. Elle se conserve jusqu'à 3 jours à température ambiante. On peut ajouter du lait à la recette, mais cela augmente évidemment le nombre de calories. Intégrez-y plutôt de tout petits dés de légumes pour améliorer son goût et sa couleur !

27

Le gruau, ou porridge, est excellent pour la santé. Cette préparation à base d'avoine est anticholestérolémiante (permet d'abaisser les taux de « mauvais » cholestérol). Si vous achetez des sachets à cuisson rapide, portez attention à certains détails. Assurez-vous que chaque portion ne contient pas plus de 11 g de sucre, sauf si le produit contient 4 g de fibres ou plus. Le contenu en fibres doit toujours être plus élevé que 2 g. Le gruau doit également contenir moins de 240 mg de sodium. Si votre produit répond à tous ces critères, vous pouvez le servir quotidiennement pour composer un bon petit-déjeuner nutritif. Si vous préférez les flocons d'avoine nécessitant une cuisson plus longue, agrémentez-les de petits fruits frais et d'épices moulues (cannelle, cardamome, muscade, gingembre). Les petits fruits sauvages surgelés conviennent parfaitement et permettent de consommer une portion de fruits additionnelle.

28

Connaissez-vous la fausse friture? Il s'agit d'une méthode santé pour paner les aliments. On enrobe d'abord les aliments à paner dans la farine, on les trempe dans des blancs d'œufs battus pour les humecter et on les enrobe enfin avec de la chapelure panko. Ensuite, on place tous les aliments sur une plaque à cuisson et on les vaporise avec un enduit végétal (cette légère couche d'huile évitera d'utiliser une friteuse sans sacrifier le goût croustillant). On cuit au four à très haute température (200°C/400°F/gaz 6 ou 230°C/450°F/gaz 8). On obtient un enrobage croustillant et un bon goût d'aliments frits. Une magnifique illusion!

29

Une portion de jus de fruits 100 % naturel de 125 ml (4 oz) équivaut à une portion de fruits frais. Malheureusement, il est souvent difficile de trouver des contenants de ce format au supermarché, ce qui nous pousse à acheter des formats individuels de 200 ml (6 ¾ oz). Ce format est trop gros pour les enfants, qui ne devraient pas consommer autant de jus. Un petit contenant de 125 ml (4 oz) par jour devrait leur suffire. Au petit-déjeuner, donnez-leur un fruit frais plutôt qu'un verre de jus. Une pomme, une orange ou une banane permet au corps d'atteindre la satiété plus rapidement qu'un jus qui ne fournit que des calories liquides rapidement digérées par l'organisme. Les fruits frais renferment aussi plus de vitamines et de minéraux. Leur apport en fibres alimentaires est aussi beaucoup plus intéressant. Ils contiennent beaucoup moins de glucides (environ 30 g dans un verre de jus d'orange de 250 ml/8 oz comparativement à 17 g dans une orange de la Californie contenant 3 g de fibres). Il est donc recommandé d'accorder notre préférence aux fruits frais plutôt qu'aux jus ou aux boissons aux fruits.

30

Vous préférez regarder vos matchs préférés à la télé plutôt que dans un resto-bar sportif? Profitez-en pour servir ce superbe guacamole au yogourt à vos amis. L'avocat est l'un des fruits les plus caloriques qui soient. Un avocat moyen contient 322 calories, dont près de 30 g de gras. Il faut le consommer avec modération puisque environ 82 % de ses calories proviennent des matières grasses. Cette recette de guacamole permet de réduire la quantité d'avocat grâce à un aliment à densité énergétique moins élevée : le yogourt grec 0 % M.G.

Ce qu'il faut

- 1 avocat mûr
- 1 c. à thé (à café) de jus de citron
- 1 gousse d'ail, hachée finement
- 1 tomate italienne, en dés
- Quelques gouttes de tabasco
- Sel et poivre
- 125 g (½ tasse) de yogourt grec nature 0 % M.G. ou de yogourt égoutté (voir Trucs n°s 47 et 182)

Ce qu'il faut faire

1. Dans un bol, écraser l'avocat à l'aide d'une fourchette.
2. Ajouter le jus de citron, l'ail, la tomate et le tabasco. Saler et poivrer au goût, puis bien mélanger.
3. Ajouter le yogourt et mélanger de nouveau.

psssst !

Je vous suggère de donner du volume à votre guacamole en y incorporant beaucoup de tomates, d'oignons et, pourquoi pas, vos légumineuses préférées. L'ajout de quelques pépins de grenade lui donnera une texture légèrement croquante.

31

Le poulet haché est idéal pour préparer des hamburgers ou remplacer le bœuf haché dans de nombreuses recettes. Il suffit d'être créatif. Pourquoi ne pas essayer le pâté chinois ou le hachis Parmentier avec du poulet haché ? Cette chair est beaucoup plus maigre que le bœuf et contient moins de cholestérol. On peut également farcir des raviolis chinois (*wontons*) maison avec de la dinde ou du poulet haché. On les fait cuire ensuite dans du bouillon de poulet pour faire une succulente soupe digne des meilleurs restaurants asiatiques. Sur le plan nutritif, la dinde et le veau hachés sont de loin les meilleurs choix, suivis du poulet haché. Ils sont très utiles pour préparer des repas vite faits : hamburgers, nouilles, ragoût, etc. Voilà une bonne façon de diminuer sa consommation de viande rouge. Le tableau suivant indique les valeurs caloriques, protéiniques et lipidiques de quelques viandes hachées.

Par portion de 75 g (2 ½ oz) :

	CALORIES	PROTÉINES	LIPIDES
Poulet haché	142	16,1	9,3
Dinde hachée	147	20,7	6,5
Porc haché	175	19,3	10,8
Veau haché	129	18,3	5,7
Bœuf haché extra-maigre	166	23,0	7,6
Bœuf haché maigre	189	21,0	11,0
Bœuf haché mi-maigre	219	22,2	13,8

32

Saviez-vous que l'on pouvait remplacer tout le lait ET le sucre d'une recette de gâteau ou de muffins ? Il suffit de remplacer le lait par la même quantité de jus pour leur donner une saveur unique. Par exemple, on pourrait faire des petits gâteaux à l'orange avec du vrai jus d'orange ou un gâteau aux carottes avec du jus de carotte frais. Dans certains cas, il est recommandé d'ajouter ½ c. à thé (à café) de bicarbonate de soude pour atténuer l'acidité du jus. Ce truc permet de réduire légèrement le nombre de calories puisque l'on n'utilise pas de sucres raffinés.

33

Doit-on mettre de la mayonnaise légère ou ordinaire dans les sandwichs et les salades ? La mayonnaise légère contient moins de gras, mais pas nécessairement moins de calories puisque le fabricant y a ajouté davantage de glucides. Le meilleur choix est de toujours privilégier les aliments dits « réguliers » à condition de les consommer avec modération. Il est faux de s'imaginer qu'un produit allégé nous donne la permission d'en manger davantage. Un bon truc consiste à mélanger à parts égales de la mayonnaise et du yogourt grec nature pour couper les gras et augmenter les protéines sans modifier la saveur des aliments.

34

La croûte des pizzas est très calorique mais si délicieuse ! Comme toutes les pâtes, elle renferme de grandes quantités de glucides et de matières grasses. C'est pourquoi il est toujours préférable d'opter pour une pizza à croûte mince. Voici un tableau fort éloquent. N'oubliez pas que plus la croûte est épaisse, plus nous avons tendance à la manger avec un peu de beurre ou de margarine, ce qui peut ajouter énormément de calories.

PIZZA AU FROMAGE (1 tranche = 1/10 de la pizza de 30 cm de diamètre (12 po)	**CALORIES**	**MATIÈRES GRASSES (en g)**	**GLUCIDES (en g)**
Croûte mince	192	9,9	16,7
Croûte régulière	272	9,8	33,6
Croûte épaisse	288	11,7	33,2

35

Le sel (chlorure de sodium) peut mener à l'hypertension artérielle si l'on en consomme trop. Les Canadiens, hommes et femmes, sont les champions de la consommation de sel : environ 3400 mg de sodium par jour (8,5 g de sel) selon les plus récentes données de Santé Canada. L'apport nutritionnel recommandé est pourtant évalué à 1500 mg de sodium par jour (3,75 g de sel). En France, l'Agence nationale de sécurité sanitaire de l'alimentation, de l'environnement et du travail indique que les hommes consomment 3480 mg de sodium par jour (8,7 g de sel) et les femmes 2680 mg (6,7 g de sel). Il est possible de réduire sa consommation en utilisant du sel au céleri ou de la poudre d'ail ou d'oignon pour assaisonner certaines grignotines comme le maïs soufflé, les galettes de riz ou les croustilles maison faites avec des pitas ou des tortillas. Le sel que l'on ajoute à nos plats ne compte que pour 11 % du sodium que l'on consomme puisque plus de 75 % provient des produits transformés tandis que le reste est présent dans les aliments à l'état brut.

36

Si les épinards envahissent votre potager, profitez-en pour préparer des boulettes aux épinards et aux noix qui se congèlent facilement. Elles remplacent magnifiquement la viande dans les hamburgers, car elles renferment des protéines, des vitamines et des minéraux. Les hamburgers contiennent ainsi moins de calories, de cholestérol et de gras saturés. Il est bon de savoir que le cholestérol et les gras saturés proviennent principalement de la viande et des aliments d'origine animale tels que les produits laitiers.

6 à 8 boulettes

Ce qu'il faut

- 2 œufs
- 1 petit oignon, haché
- 1,5 kg (3 lb) d'épinards frais ou 500 g (1 lb) d'épinards décongelés, bien égouttés
- 30 g (¼ de tasse) de mozzarella, râpée
- 1 c. à soupe de parmesan, râpé
- 65 g (½ tasse) de farine de blé entier
- 60 g (½ tasse) de noix du Brésil
- 2 c. à thé (à café) de sucre
- Assaisonnements au goût (sel, poivre, poudre d'ail et muscade)

Ce qu'il faut faire

1. Préchauffer le four à 180 °C/350 °F/gaz 4.
2. Dans un bol, battre légèrement les œufs.
3. Ajouter l'oignon, les épinards, la mozzarella, le parmesan, la farine, les noix, le sucre et les assaisonnements. Former de 6 à 8 boulettes de même grosseur.
4. Dans un poêlon antiadhésif, à feu moyen, cuire les boulettes de 5 à 8 minutes de chaque côté.
5. Ranger les boulettes sur une plaque et terminer la cuisson au four pendant 10 à 15 minutes, jusqu'à ce qu'elles deviennent légèrement croustillantes.

37

Assurez-vous que les collations que vous prenez après votre entraînement vous procurent un certain apport en glucides et en protéines. Le ratio glucides/protéines idéal est de 3/1. On connaît tous le lait au chocolat, une excellente boisson pour la récupération et la reconstruction des fibres musculaires. Une collation encore plus intéressante est le fromage allégé 4 % M.G. Une portion de 30 g (1 oz) renferme 11 g de protéines et seulement 1 g de lipides. Pour être rassasié tout en respectant le ratio glucides/protéines, il suffit de manger ce fromage avec des morceaux de pomme, des raisins ou quelques craquelins.

Suggestions de collations après l'entraînement :

- 30 g (1 oz) de fromage allégé + morceaux de fruits frais
- 250 ml (1 tasse) de lait au chocolat
- 1 barre protéinée
- 500 ml (2 tasses) de lait frappé + 60 g (¼ de tasse) de blancs d'œufs liquides
- 180 g (¾ de tasse) de yogourt grec aux fruits + 2 c. à soupe de sirop d'érable

38

La relish remplace avantageusement la sauce au beurre ou à la crème, la crème sure ou la crème aigre pour accompagner de nombreux plats de viande et de poisson. Il suffit de mélanger un concombre anglais épépiné en morceaux, 1 ou 2 échalotes hachées, le jus de 1 lime (citron vert), 2 c. à soupe de vinaigre blanc ou de vinaigre de riz et 1 c. à soupe de sucre. On assaisonne au goût et le tour est joué ! Un délice avec les plats de viande, hamburgers, côtelettes de porc, poissons, etc. Pour faire une variante originale, on peut ajouter des morceaux de tomate italienne, de mangue ou d'ananas. Cette recette permet d'économiser plus de 100 calories provenant principalement des gras. À titre comparatif, une quantité de 125 ml (½ tasse) de crème 15 % renferme 203 calories, dont 19 g de gras, tandis que cette relish contient 85 calories et aucun gras.

39

Dans les recettes, on peut remplacer le lait de coco par la préparation suivante. À l'aide du mélangeur, mixer 80 g (1 tasse) de noix de coco fraîche et 500 ml (2 tasses) d'eau ou d'eau de coco jusqu'à consistance lisse. Une idée ingénieuse pour les recettes thaïes, dont les fameuses soupes épicées, ou encore le piña colada.

40

Lorsque vous recevez des invités, mettez un pot de cornichons sur la table plutôt qu'une corbeille à pain. Les cornichons sont souvent préparés avec divers aromates. Il est préférable d'opter pour ceux à l'aneth ou à l'ail plutôt que pour les cornichons sucrés, beaucoup plus caloriques. Un cornichon de 65 g (2 ⅓ oz) contient environ 12 calories, soit beaucoup moins qu'un morceau de pain beurré.

41

Des invités s'annoncent à la dernière minute pour partager votre repas du soir et vous ne savez pas quel dessert leur servir ? Si votre barbecue est déjà allumé, préparez de belles brochettes de fruits frais (pêches, bananes, ananas, pommes et fraises). Enfilez les morceaux sur des brochettes en bois ou en métal. Badigeonnez-les de miel et faites-les cuire à température moyenne environ 4 minutes de chaque côté. Saupoudrez-les ensuite de cannelle et servez-les avec un peu de yogourt nature. Un dessert nutritif et délicieux prêt en un clin d'œil !

pssssst ! **Si vous optez pour les brochettes en bois, n'oubliez pas de les faire tremper 30 minutes dans l'eau tiède avant la cuisson pour éviter qu'elles ne s'enflamment.**

42

Les vinaigrettes maison sont toujours les meilleures ! Préparez une version allégée et savoureuse qui vous permettra d'en mettre la même quantité dans vos salades tout en coupant les matières grasses de moitié. Pour ce faire, ajoutez simplement un peu d'eau à votre recette préférée. Voici la mienne : 1 c. à soupe d'huile d'olive extra vierge, 1 c. à thé (à café) de jus de lime (citron vert), 1 c. à thé (à café) de vinaigre balsamique, 1 c. à soupe d'eau, quelques framboises et un peu de sel et de poivre. Un délice !

43

Votre taux de mauvais cholestérol est élevé ? Surveillez votre consommation d'aliments riches en gras saturés et en gras trans. On les retrouve principalement dans les produits de boulangerie, les plats préparés, les viandes rouges, les fromages, la crème, le beurre et les huiles hautement saturées (comme des huiles de palme et de coco), tous des produits à consommer avec modération. Par exemple, dans un fromage contenant 33 % M.G., le tiers de la quantité que nous mangeons est composée uniquement de matière grasse. Quand on prend un morceau de 30 g (1 oz), c'est comme si l'on mangeait 2 c. à thé (à café) de beurre !

Défi de la journée

Vérifiez le nombre de grammes de gras saturés et de gras trans sur le tableau de la valeur nutritive d'un produit de votre garde-manger. Au cours d'une journée, il est recommandé de ne pas en consommer plus de 22 g, soit une quantité inférieure à 10 % de votre besoin énergétique quotidien. Si notre taux de cholestérol est trop élevé, ce seuil est alors fixé à 15 g, soit une quantité inférieure à 7 % de votre besoin énergétique quotidien. Les gras saturés sont nocifs pour la santé cardiovasculaire.

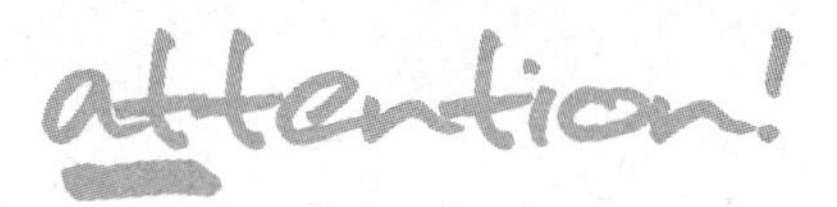

La viande hachée contient toujours plus de gras saturés que les autres coupes, car les bouchers y ajoutent souvent des morceaux plus gras et plus coriaces. Il est préférable d'acheter de la viande hachée extra-maigre.

ALIMENTS	TENEUR EN GRAS SATURÉS (EN GRAMMES)
Morue, aiglefin (75 g/2 ½ oz)	0,1
Lait écrémé (250 ml/1 tasse)	0,2
Poitrine de poulet (blanc de volaille) (75 g/2 ½ oz)	0,4
Filet de porc (75 g/2 ½ oz)	0,8
Fesse de porc (75 g/2 ½ oz)	1,2
Fromage 4 % M.G. (50 g/1 ¾ oz)	1,5
Margarine non hydrogénée (1 c. à soupe)	1,5
Cuisse de poulet (75 g/2 ½ oz)	1,7
Lait partiellement écrémé, 2 % M.G. (250 ml/1 tasse)	1,8
Huile d'olive (1 c. à soupe)	1,9
Saumon de l'Atlantique (75 g/2 ½ oz)	1,9
Jarret d'agneau (75 g/2 ½ oz)	2,0
Veau (75 g/2 ½ oz)	2,0
1 gros œuf (60 g/2 oz)	2,0
Jambon en tranches (75 g/2 ½ oz)	2,2
Bœuf (75 g/2 ½ oz)	2,7
Jambon de Parme, prosciutto (75 g/2 ½ oz)	3,0
Shortening (1 c. à soupe)	3,2
Yogourt 2 à 4 % M.G. (180 g/¾ de tasse)	3,3
Saindoux (1 c. à soupe)	5,2
Fromage < 20 % M.G. (50 g/1 ¾ oz)	5,8
Lait entier (250 ml/1 tasse)	6,2
Huile de palme (1 c. à soupe)	6,7
Yogourt > 4 % M.G. (180 g/¾ de tasse)	6,9
Saucisson de Bologne (75 g/2 ½ oz)	6,9

Salami, porc et bœuf (75 g/2 ½ oz)	7,0
Beurre (1 c. à soupe)	7,4
Côtes de dos de porc (75 g/2 ½ oz)	8,2
Saucisse fumée, bœuf (75 g/2 ½ oz)	8,8
Fromage > 20 % M.G. (50 g/1 ¾ oz)	10,5
Huile de coco (1 c. à soupe)	11,9

44

Transformez vos restes de poisson cuit en croquettes légèrement panées que vous accompagnerez d'asperges ou de salade d'épinards le lendemain midi. Mélanger à parts égales du poisson cuit effiloché et de la purée de pommes de terre. Ajouter un œuf au besoin. Façonner les croquettes, puis les enrober de chapelure, de panko ou de semoule de maïs avant de les cuire à la poêle. Pour rehausser leur goût, il suffit d'incorporer un peu de moutarde, d'épices ou de fines herbes à la préparation. L'aneth et le thym font bon ménage avec le poisson.

pssst !

Les poissons à chair blanche sont tout désignés pour cette recette. Ils renferment moins de gras que le saumon et le thon.

45

C'est bien connu, les frites accompagnent à merveille les repas rapides. Lorsqu'on prépare des hamburgers à la maison, on peut en profiter pour servir de délicieuses frites de pois chiches. Comme elles sont riches en protéines, elles rassasient beaucoup plus rapidement que les frites de pommes de terre. Voici ma recette.

Ce qu'il faut

- ½ c. à thé (à café) de beurre
- 200 g (2 tasses) de farine de pois chiches
- 1 c. à thé (à café) de persil, haché finement
- 500 ml (2 tasses) d'eau
- ½ c. à thé (à café) de sel
- Poivre du moulin
- 1 jaune d'œuf
- ½ c. à thé (à café) d'huile d'olive ou d'huile végétale

Ce qu'il faut faire

1. Dans une casserole, faire fondre le beurre. Retirer du feu et ajouter la farine de pois chiches, le persil, l'eau et le sel. Poivrer au goût.
2. Cuire à feu doux jusqu'à consistance épaisse.
3. Laisser refroidir avant d'ajouter le jaune d'œuf.
4. Étaler la préparation sur une plaque à pâtisserie tapissée de papier sulfurisé beurré. Laisser reposer à température ambiante pendant 15 minutes.
5. Couper la préparation en bâtonnets de 5 cm (2 po) de longueur. Laisser reposer sur une planche de bois environ 1 heure.
6. Dans une poêle, à feu moyen, chauffer l'huile et faire dorer les bâtonnets.
7. Laisser égoutter sur du papier absorbant et assaisonner au goût.

46

On ne se lasse jamais d'un bon hamburger, surtout si la viande est cuite au barbecue. Je vous recommande d'acheter les pains à hamburgers les plus petits, car ils contiennent 35 calories de moins que les plus gros. Ils sont souvent vendus en paquet de huit dans les supermarchés tandis que les plus gros sont offerts en paquet de quatre. N'oubliez pas de garnir vos hamburgers de laitue, d'oignon, de tomate, de cornichons et de piments bananes afin d'être mieux rassasié.

pssst !

En choisissant des pains plus petits, la taille des boulettes diminuera également, ce qui représente un bon moyen de réduire sa consommation de viande rouge, riche en gras saturés et en cholestérol.

47

Le labneh est un fromage fait avec du yogourt nature maison ou du commerce. Il est important de vérifier la liste d'ingrédients, car le yogourt ne doit pas contenir de gélatine. La méthode est extrêmement simple. Tapisser un tamis d'un linge propre et le déposer sur un bol. Verser le yogourt et couvrir de pellicule de plastique. Laisser égoutter au réfrigérateur pendant environ 4 heures afin que le volume diminue de moitié. Le labneh est un excellent substitut au fromage à la crème. Originaire du Moyen-Orient, il accompagne magnifiquement les repas d'inspiration méditerranéenne ou orientale. On le sert généralement avec du pain pita. Si on le mélange avec un peu de sucre et de zeste d'orange, il remplace admirablement la crème glacée ou la crème fraîche pour accompagner les desserts. Ce fromage se conserve environ une semaine au réfrigérateur. Ne jetez pas le liquide qui s'accumule dans le bol, le lactosérum, une substance riche en protéines que vous pourrez incorporer à vos smoothies.

48

Un cocktail est un délicieux mélange de jus et d'alcool. Il va de soi qu'une seule consommation suffit lorsqu'on surveille ses calories. Voici les pires et les meilleurs choix ainsi que leur nombre de calories.

Par portion de 250 ml (8 oz) :

Les pires

- Long Island Iced Tea : 300 calories
- Tequila Sunrise : 348 calories
- Mojito : 464 calories
- Piña colada : 462 calories

Les meilleurs

- Martini : 135 calories
- Gin Tonic : 143 calories
- Cosmopolitan : 213 calories

En voyage, si vous aimez vous rafraîchir avec un bon piña colada, sachez qu'il contient du lait de coco qui renferme à lui seul près de 60 g de gras par portion de 250 ml (8 oz), dont 54 g de gras saturés nocifs pour la santé cardiovasculaire. Sachez aussi que les portions qui vous sont servies dépassent largement les 250 ml (8 oz). L'ajout de rhum et de jus d'ananas augmentera le nombre de calories. Si vous consommez un cocktail par jour, vous prendrez 500 g (1 lb) de gras en une semaine ! Pourquoi ne pas vous satisfaire plutôt d'un piña colada à votre arrivée et d'un autre avant votre départ ?

49

Peu coûteux, le melon d'eau (pastèque) est la collation rafraîchissante par excellence grâce à sa teneur élevée en eau. Lors de votre prochain achat, coupez-le en petits cubes que vous rangerez sur une plaque. Mettez celle-ci au congélateur pendant quelques heures pour obtenir de superbes glaçons rose vif qui ajouteront de la couleur à vos verres d'eau. Pour concocter une sangria au goût incomparable, ajoutez quelques cubes de melon dans votre pichet (vous pouvez aussi passer le tout au mélangeur). Voilà une façon agréable de manger des fruits pendant l'été ! Les graines de melon d'eau séchées ou rôties sont comestibles. Leur valeur nutritive exceptionnelle est semblable à celle des noix même si elles renferment 25 % de calories de moins. Pour une portion de 60 ml (¼ de tasse), les graines séchées fournissent 8 g de protéines, 137 mg de magnésium et 173 mg de potassium, ce qui en fait un bon choix santé.

50

La viande qu'on laisse griller trop longtemps au barbecue devient trop sèche. On peut alors la servir avec une sauce très aromatique à base de persil appelée *chimichurri*, une spécialité de l'Argentine. Vous ne pourrez plus vous en passer ! J'ai modifié légèrement la recette originale en substituant une partie de l'huile d'olive par d'autres liquides afin de réduire le nombre de calories.

Ce qu'il faut

- 1 bouquet de persil plat
- ½ c. à thé (à café) de poivre ou de flocons de piment
- 2 gousses d'ail, hachées
- 25 g (¼ de tasse) d'oignon vert, haché
- Quelques feuilles d'origan
- 125 ml (½ tasse) d'huile d'olive extra vierge
- 60 ml (¼ de tasse) de vinaigre de vin blanc
- Le jus de 2 citrons

Ce qu'il faut faire

1. Au robot culinaire, mélanger délicatement tous les ingrédients sans les réduire en purée. Servir sur les grillades.

51

Les plats surgelés peuvent être pratiques pour le repas du midi. Il faut toutefois être très vigilant pour faire les bons choix. Voici les critères nutritionnels idéaux pour un repas surgelé (par portion de 250 g/8 oz):

- 10 g ou moins de lipides OU 15 g ou moins si l'étiquette précise que le produit est « faible en gras saturés ». Les gras trans ne doivent pas composer plus de 5 % des lipides;
- plus de 10 g de protéines;
- moins de 720 mg de sodium.

52

Si vous en avez assez de boire de l'eau insipide, ajoutez-y quelques gouttes de lait de coco. Vous deviendrez vite un adepte, surtout pendant la canicule. Cela lui donnera une saveur exotique et une fraîcheur fort appréciables. Achetez du lait de coco allégé en conserve et gardez le reste au réfrigérateur dans un contenant hermétique.

L'une des grandes tendances actuelles est incontestablement l'eau de coco (à ne pas confondre avec le lait de coco). On peut s'en procurer dans les supermarchés et les magasins d'alimentation naturelle de même que dans certains restaurants et pharmacies. Elle est très recherchée pour son goût tropical et sa valeur nutritive intéressante, soit environ 60 calories par portion de 330 ml (10 oz). De plus, l'eau de coco renferme des électrolytes (potassium et sodium). Cette eau pourrait être consommée pour des entraînements légers à modérés en raison de son contenu plus faible en glucides et en électrolytes. Toutefois, si on pratique une activité physique qui dure plus d'une heure, il est recommandé de boire une boisson riche en électrolytes, comme les boissons pour sportifs.

attention!

Bien qu'elle permette de bien s'hydrater et qu'elle possède un léger goût tropical, l'eau de coco fournit tout de même des calories. Les eaux de coco à saveur de fruits en contiennent davantage et doivent donc être consommées avec modération.

psssst!

L'eau de coco contient moins de sucre que bon nombre de boissons pour sportifs, que les boissons gazeuses et que certains jus de fruits. L'eau de coco non aromatisée constitue un choix judicieux pour les adultes et les enfants à la recherche d'une boisson moins sucrée.

53

Le fromage cottage est une collation parfaite et il est excellent avec des fruits à l'heure du petit-déjeuner. On trouve dans le commerce des cottages dont la teneur en matière grasse varie de 1 à 4 %, mais ils comportent peu de différence sur le plan calorique. Une portion de 125 g (½ tasse) contient environ 100 calories. Le cottage 1 % M.G. renferme toutefois 2 g de glucides et 1 g de protéines en plus et 2,5 g de gras en moins que le cottage 4 %. À mon avis, il s'agit d'un meilleur choix même si son goût est légèrement plus sucré (idéal avec des fruits !). Le cottage 4 % est savoureux avec des crudités.

psssst!

Si une recette demande de la crème sure ou aigre, il est possible de la remplacer par du fromage cottage 1 % M.G. réduit en purée. Cette substitution vous fera épargner plus de 130 calories et 7 g de gras en plus de vous procurer des protéines.

54

La moutarde est l'amie des aliments cuits au barbecue. Je me plais à dire qu'elle convient à toutes les sauces! Sa couleur et son goût varient selon les graines utilisées. Il y en a pour tous les goûts: moutarde jaune, de Dijon ou de Meaux, au miel, aux oignons sucrés, à l'ancienne, aux trois herbes, à la provençale, au raifort, au vin blanc, etc. Comme elle contient très peu de calories et présente une belle liste d'ingrédients, on peut se permettre d'en ajouter un peu partout: sandwichs, sauces, vinaigrettes, etc. En substituant une partie de l'huile par de la moutarde, vous obtiendrez une vinaigrette beaucoup moins riche et tellement plus goûteuse.

Voici une recette de sauce moutarde qui accompagne à merveille le filet de porc ou le poulet. Contrairement aux autres types de sauces, celles préparées avec de la moutarde constituent toujours un meilleur choix d'un point de vue nutritionnel. Mélangez tous les ingrédients et mettez-les à feu doux environ 15 minutes.

- 2 c. à soupe de moutarde au choix
- 1 c. à thé (à café) de beurre
- ½ c. à thé (à café) de fécule de maïs
- 1 c. à thé (à café) de poivre moulu
- 250 ml (1 tasse) de bouillon de bœuf
- 125 ml (½ tasse) d'eau
- Environ 60 ml (¼ de tasse) de lait écrémé

55

Ce soir, pourquoi ne pas faire décongeler de la sauce à spaghetti que vous apprêterez avec des germes de haricot, beaucoup moins caloriques que les pâtes? Ce sera délicieux avec un bon verre de vin rouge. Il est bon de se rappeler que 150 g (1 tasse) de pâtes de blé cuites renferment environ 230 calories tandis que 100 g (1 tasse) de germes de haricot cuits à la vapeur n'en contiennent que 80. Les pâtes fraîches et les nouilles aux œufs procurent sensiblement le même nombre de calories que les pâtes sèches. On trouve maintenant dans le commerce des vermicelles Shirataki à base de konjac, un légume dont le bulbe est semblable à l'igname et à la pomme de terre. Ils remplacent magnifiquement les pâtes alimentaires et ne contiennent que 40 calories par 120 g (1 tasse).

56

Au moment de jeter vos médicaments périmés, conservez les petites boîtes à pilules transparentes. Elles sont très utiles pour transporter amandes, noix et arachides. Les boîtes un peu plus grosses sont idéales pour les mélanges de noix et de fruits séchés. Prenez soin de bien les laver avant usage. Voilà une façon toute simple de préparer ses collations pour la semaine sans dépasser les portions recommandées.

57

Si votre basilic pousse à vue d'œil, profitez-en pour faire du bon pesto. Pour rehausser sa valeur en protéines, ajoûtez-y des noix de grenoble émiettées, moins chères que les pignons. Combinez également l'huile d'olive avec du bouillon de légumes pour réduire le nombre de calories. Cette recette est excellente avec les pâtes et les sandwichs ou encore avec du pain pita.

Ce qu'il faut

- 100 g (2 tasses) de basilic frais
- 1 gousse d'ail
- 80 g (⅓ de tasse) de levure alimentaire (facultatif)
- 60 g (½ tasse) de noix de grenoble
- 60 ml (¼ de tasse) d'huile d'olive extra vierge
- Environ 60 ml (¼ de tasse) de bouillon de légumes

psssst !

Bien qu'elle soit facultative, la levure alimentaire donne une texture crémeuse au pesto, et ce, sans trop changer ses valeurs nutritives. On la retrouve généralement dans les magasins d'alimentation naturelle sous forme de poudre ou de flocons jaunâtres. À ne pas confondre avec la levure chimique qui sert à la préparation des desserts!

Ce qu'il faut faire

1. Au robot culinaire, hacher finement le basilic, l'ail, la levure alimentaire et les noix sans les réduire en purée.
2. Pendant que l'appareil est toujours en marche, verser l'huile d'olive en filet jusqu'à l'obtention d'une pâte lisse et un peu liquide. Transvider dans un bol.
3. Ajouter peu à peu le bouillon et mélanger à l'aide d'une spatule jusqu'à l'obtention de la consistance désirée.

attention!

Il ne faut pas régler le robot culinaire à puissance maximale, car les feuilles de basilic sont très fragiles et risquent de brunir sous l'action de la chaleur dégagée par l'appareil.

58

Si vous ne pouvez vous empêcher de grignoter, je vous suggère de laisser une feuille dans votre garde-manger ou bien en vue sur la porte du réfrigérateur. Pendant toute la semaine, notez-y tous les aliments que vous consommez en dehors des heures normales des repas. Après une semaine, lisez cette liste à voix haute et vous serez peut-être étonné de voir tout ce que vous avez mangé en surplus. Vous pouvez évaluer le contenu en calories de ces extras en vous fiant au tableau de la valeur nutritive figurant sur les étiquettes des différents produits. Comptez aussi 75 calories par portion pour les fruits, mais ne calculez pas le nombre de calories pour les légumes (crudités). N'oubliez pas non plus d'ajouter à votre liste toutes les boissons alcoolisées prises en dehors des repas.

59

Au moment d'acheter de la viande, rappelez-vous qu'une portion normale doit peser de 90 à 120 g (3 à 4 oz). Les pièces de viande précoupées ou préemballées vendues au supermarché ou à la boucherie sont souvent beaucoup trop grosses pour une seule personne. Les gros biftecks de 340 g (12 oz) contiennent 840 calories, dont 28 g de lipides (dont près de la moitié sont des gras saturés nocifs pour le cœur), 130 g de protéines (plus que la quantité nécessaire pour une seule journée !) et 280 mg de cholestérol. Alors, on partage ?

60

Le saumon fumé est très apprécié à l'heure de l'apéro ou en entrée, par exemple pour garnir des amuse-gueules. Un ajout de crème fraîche, de jus de citron et d'aneth suffit à faire une entrée délicieuse. Le saumon fumé est aussi tout désigné pour le repas du midi. Servez quelques tranches fines sur un demi-bagel ou des craquelins avec du fromage à la crème allégé, un peu d'oignon rouge, du jus de citron et des câpres. Il est préférable de mettre davantage de saumon fumé sur un demi-bagel que de répartir la même quantité sur deux moitiés de bagel, car un bagel entier contient près de 230 calories. Une portion de saumon fumé de 75 g (2 ½ oz) renferme 88 calories, dont 14 g de protéines et 3 g de bons gras oméga-3. Pour faire un repas plus complet, on peut accompagner le tout d'un jus de légumes et de mesclun et prendre un petit yogourt au dessert. Ce repas exemplaire fera certainement l'envie de vos compagnons de travail !

61

J'adore le chou-fleur même si la couleur n'a rien pour égayer une assiette. Une purée de ce bon légume remplace admirablement l'incontournable purée de pommes de terre. À moins de 100 calories par portion, qui dit mieux ?

Ce qu'il faut

- 1 chou-fleur, en petits morceaux
- 2 c. à soupe de margarine
- 500 ml (2 tasses) de lait écrémé
- Sel et poivre

Ce qu'il faut faire

1. Dans une casserole, chauffer le chou-fleur avec la margarine pendant 5 minutes.
2. Ajouter le lait et cuire à couvert à feu moyen jusqu'à ce que le chou-fleur soit tendre.
3. Au robot culinaire, réduire la préparation en purée lisse et assaisonner au goût. (Ajouter un peu de lait s'il manque de liquide.)

62

Les soupes nous rassasient rapidement. Si l'on entame le repas par une soupe assez consistante, on mangera une moins grosse portion du plat principal. Pour gonfler le volume d'une soupe, il suffit d'y ajouter un peu d'eau ou des aliments à faible densité énergétique. Voici une recette très rafraîchissante pour les chaudes journées d'été. On peut aussi la servir en granité en la mettant d'abord au congélateur pendant quelques heures.

6 portions

Ce qu'il faut

- 4 pommes Granny Smith, pelées et coupées en quartiers
- 2 concombre anglais, pelés et coupés en morceaux
- 1 jus de lime (citron vert)
- 4 petits oignons blancs, pelés et hachés
- 60 ml (¼ de tasse) d'huile d'olive extra vierge
- ½ c. à thé (à café) de tabasco
- Coriandre et aneth frais
- Sel et poivre

Ce qu'il faut faire

1. Au robot culinaire, mélanger tous les ingrédients jusqu'à l'obtention d'une texture lisse, sauf le sel et le poivre.
2. Assaisonner au goût et réfrigérer pendant au moins 1 heure avant de servir.

63

La chapelure ajoute une touche légèrement croustillante aux repas les plus banals. Qui ne craque pas pour un bon filet de poisson pané maison servi avec une montagne de légumes ? Pour ce faire, je vous suggère d'utiliser la chapelure japonaise panko composée de flocons de pain croustillants. On peut s'en procurer facilement dans le commerce ou en préparer chez soi. Cette chapelure est plus légère et croustillante que la chapelure de pain séché. Cette recette donne 60 g (½ tasse) de chapelure et contient 106 calories, dont 20 g de glucides.

Ce qu'il faut

- Tranches de pain blanc, surgelées et dont on a retiré la croûte

Ce qu'il faut faire

1. Préchauffer le four à 120 °C/250 °F/gaz ½.
2. Tailler le pain en petits dés et réduire en chapelure fine à l'aide du robot culinaire.
3. Étaler la chapelure sur une plaque de cuisson et mettre au four de 6 à 7 minutes en remuant de temps à autre tout en évitant de la laisser colorer.

64

Qui a dit que le poulet pané n'était pas bon pour la santé ? Pas si l'on fait attention au type de chapelure et au mode de cuisson. On peut faire la chapelure avec une baguette rassie ou des flocons de céréales que l'on assaisonne avec des épices se mariant bien avec notre plat. On trempe ensuite une escalope de poulet dans du blanc d'œuf, puis on l'enrobe de chapelure maison. On la met au four quelques minutes jusqu'à ce qu'elle soit complètement cuite. On peut aussi faire une excellente chapelure avec du riz soufflé. Le poulet n'en sera que plus croustillant !

65

Si vous avez envie de crème glacée, essayez les formats pratiques pour la collation. Chocolat et beurre d'arachide ? Tourbillons de caramel ? Brownies au chocolat et au fondant ? Biscuits et crème ? Tout cela vous met l'eau à la bouche, non ? Bonne nouvelle, toutes ces saveurs offertes en contenants individuels contiennent environ 150 calories, ce qui en fait une douceur parfaite pour les chaudes journées d'été.

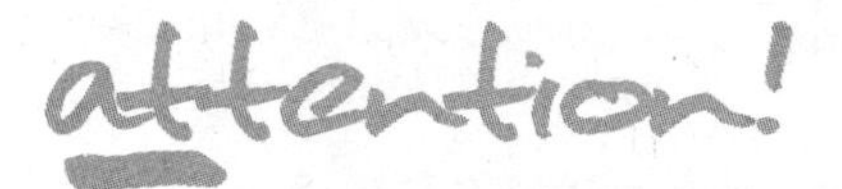

Certaines marques prestigieuses reconnues pour la texture onctueuse de leurs produits (souvent due aux quantités astronomiques de gras) ont suivi la tendance en proposant à leur tour des formats collation. Il faut toutefois noter que leur nombre de calories inscrites sur le tableau de la valeur nutritive tourne autour de 300 par contenant de 118 ml, ce qui signifie qu'on doit faire preuve de modération.

66

L'un des conseils les plus importants pour perdre du poids est d'apprendre à écouter ses signaux de faim et de satiété. Il est possible que l'on ait du mal à bien les percevoir pour différentes raisons : nombreux régimes, peine d'amour, troubles du comportement alimentaire, période de stress, etc. De plus, si l'on se force à toujours prendre ses repas à la même heure, on finit par manger par habitude, un autre facteur pouvant contribuer à masquer les signaux de satiété. Il faut savoir écouter son corps. Pendant quelques jours, essayez de retarder votre repas du soir jusqu'au moment où vous aurez vraiment faim. Cet exercice est plus difficile le midi puisque notre horaire de travail nous force souvent à manger à heure fixe. Le matin, essayez de prendre votre petit-déjeuner à différents moments pour voir ce qui vous convient le mieux : dès le saut du lit, avant la douche, après avoir préparé les enfants pour l'école, sur la route ou sur votre lieu de travail.

Heure du repas du matin : ______________________________

Heure du repas du midi : ______________________________

Heure du repas du soir : ______________________________

67

Certains produits antiadhésifs vendus en vaporisateur sont un bon choix pour remplacer les matières grasses employées habituellement pour la cuisson (beurre, margarine, etc.). Plusieurs variétés sont offertes : huile d'olive ou de canola (colza), saveur de beurre, produit antiadhésif pour grillades, etc. Un jet d'environ une seconde ne fournit que 1 g de gras (9 calories) tandis que 1 c. à soupe de beurre contient 12 g de gras (103 calories). Il est important de souligner que ces produits ne modifient pas le goût des aliments. La prochaine fois que vous ferez du maïs soufflé, vaporisez-le avec un produit à saveur de beurre pour réduire le nombre de calories.

68

Il n'y a rien de tel qu'un couteau en plastique pour couper la laitue sans que l'oxydation ne l'altère. Cela permet de la conserver plusieurs jours au réfrigérateur dans un plat ou un sac hermétique qui préservera sa texture et sa fraîcheur. Un bon truc pour manger plus de laitue et de légumes consiste à les couper à l'avance, ce qui nous incite à les intégrer plus facilement dans notre menu. Achetez différentes variétés de laitues pour composer votre propre mesclun et ajoutez-y les feuilles comestibles de certains légumes qu'on a malheureusement l'habitude de jeter : feuilles de betterave, de brocoli, de céleri, etc.

69

Le bœuf haché est très apprécié dans les sauces à spaghetti, chilis et préparations de burritos. La teneur en matière grasse n'est pas la même pour le bœuf haché maigre, mi-maigre ou extra-maigre. L'extra-maigre contient moins de 10 % de matière grasse, le maigre moins de 17 % et le mi-maigre moins de 23 %, soit près du quart de son poids. Comme le gras fond pendant la cuisson, il est recommandé de le retirer rapidement avant qu'il n'imprègne les autres ingrédients. Avez-vous remarqué les bulles de gras qui se forment sur la sauce à spaghetti pendant sa préparation ? Comme la densité du gras est plus faible que celle du reste de la sauce, il remonte naturellement à la surface. Pour les boulettes ou les galettes de bœuf haché, il est conseillé d'égoutter la viande pour éliminer le maximum de gras, d'autant plus qu'il s'agit de gras saturés nocifs pour la santé du cœur.

BŒUF HACHÉ CRU (VALEUR NUTRITIVE PAR 100 g/3 ½ OZ)			
	Mi-maigre	**Maigre**	**Extra-maigre**
Calories	226	210	180
Protéines (g)	19	20	21
Lipides (g)	16	15	10
Glucides (g)	0	0	0
Fer (% valeur quotidienne)	13	15	15

70

Qui saurait se passer de chocolat? C'est un dessert que j'affectionne particulièrement, surtout avec des fruits. Au lieu de prendre un morceau de gâteau ou des biscuits au dessert, faites fondre du chocolat (de préférence noir) au four à micro-ondes et trempez-y des fraises fraîches à moitié. Mettez-les au réfrigérateur quelques instants, ou jusqu'à ce que le chocolat soit figé, avant de vous régaler. C'est une façon originale et succulente de consommer des fruits. En évitant de les noyer dans le chocolat, on satisfait notre goût sans faire d'excès. Ce dessert rafraîchissant est toujours apprécié lors des repas entre amis, des anniversaires et des occasions spéciales.

71

Qui n'aime pas les frites de temps à autre? Celles du commerce et des restaurants à service rapide sont souvent cuites dans l'huile, ce qui augmente considérablement leur teneur en matière grasse. C'est sans compter leur teneur élevée en sel! Pour éviter ces désagréments, vous pouvez faire des frites maison en un rien de temps. Voici comment faire. Laver et couper des pommes de terre en morceaux de la grosseur d'une frite. La pelure leur donnera une texture légèrement croustillante et une saveur incomparable. Laisser tremper dans un bol d'eau froide environ 30 minutes pour éliminer l'excédent d'amidon. Dans une casserole d'eau bouillante, blanchir les pommes de terre environ 3 minutes. Disposer sur une plaque de cuisson et vaporiser d'huile végétale. Assaisonner au goût (herbes de Provence, sel au céleri, poivre, cumin, zeste de lime (citron vert). Mettre au four préchauffé à 230° C/450°F/gaz 8 pendant 30 minutes en retournant les frites à la mi-cuisson. Ces frites parfaites contiennent 150 calories de moins par portion de 20 frites !

pssst !

La cuisson dans une friteuse crée de l'acrylamide, une molécule cancérigène considérée comme un risque pour la santé humaine par l'Organisation mondiale de la Santé. Les principaux aliments en cause sont les pommes de terre (croustilles et frites). Il est donc conseillé de réduire le temps de friture ou, mieux encore, de cuire les frites au four.

72

Avec la multiplication des types et des marques de pain, il n'est pas toujours facile de choisir un produit de qualité. On se sent presque coupable quand on n'achète pas le pain renfermant le plus de graines ! Il est temps de remettre les pendules à l'heure. Ne vous laissez pas influencer par la publicité et optez plutôt pour le pain qui satisfait le mieux vos goûts et vos besoins. Une tranche de pain de 50 g (1 ¾ oz) devrait contenir :

- au moins 2 g de fibres ;
- moins de 360 mg de sodium ;
- moins de 2 g de gras saturés ou trans combinés.

73

Plusieurs stations-services offrent muffins, croustilles, chocolats et boissons gazeuses. Il n'est pas toujours facile de résister à la tentation. Le meilleur truc pour éviter ces calories excédentaires est de payer l'essence avec une carte à l'un des distributeurs extérieurs. Voilà une bonne façon de ne pas succomber au muffin double chocolat à 500 calories ou au granité (*slush*) qui peut contenir jusqu'à 18 c. à thé (à café) de sucre !

74

Il est important de faire des choix éclairés au petit-déjeuner. Un bagel, c'est très bon, mais si on le mange au complet on absorbera trois fois plus de glucides qu'avec une tranche de pain. Un bagel contient en moyenne 250 calories (48 g de glucides) tandis qu'une tranche de pain en contient environ 90 (15 g de glucides environ). Il faut se demander s'il est de mise de manger trois tranches de pain en un seul repas. C'est pourtant ce que l'on fait quand on mange un bagel complet même s'il n'est pas plus gras qu'une tranche de pain. Un bagel entier ne renferme que 1,5 g de lipides, ce qui ne contribue pas à augmenter significativement le nombre de calories. Une tranche de pain blanc du commerce (grillée) contient à peu près la même quantité, soit 1,4 g de lipides. C'est surtout le contenu en glucides du bagel qui est plus élevé que celui du pain en tranches, ce qui explique sa teneur calorique élevée.

75

Les fruits séchés doivent être consommés en petite quantité. Une portion idéale doit peser 40 g (un peu moins de 1 ½ oz). Assurez-vous qu'ils ne renferment ni sucre ajouté ni matière grasse et qu'ils contiennent plus de 2 g de fibres par portion ainsi que des vitamines A et C et du folate (au moins 5 % de la valeur quotidienne). Comme ils renferment très peu d'eau, leur concentration en glucides est beaucoup plus élevée que celles des fruits frais. Avez-vous déjà gouté à la mangue séchée ? Un pur délice !

76

Les graines de chia renferment de l'acide alpha-linolénique, un acide gras oméga-3 d'origine végétale essentiel à une bonne santé. Une belle façon de les intégrer dans notre alimentation est de préparer cette recette de pouding au chocolat qui ne requiert ni efforts ni cuisson. En plus du précieux acide alpha-linolénique, elle renferme une portion de produit laitier. Il suffit de mélanger 3 c. à soupe de graines de chia dans 250 ml (1 tasse) de lait au chocolat 1 % M.G. ou de boisson de soja au chocolat. Laisser reposer environ 1 heure au réfrigérateur. On peut préparer cette recette la veille, car elle se conserve pendant quelques jours au réfrigérateur. Ce plat idéal pour le petit-déjeuner contient 325 calories, dont 5,7 g d'oméga-3 d'origine végétale et 15,7 g de protéines.

77

Les Français et les Japonais ne s'alimentent pas de la même manière. Les premiers ont adopté le régime méditerranéen, riche en matières grasses et ouvert à la consommation d'un verre de vin par jour, et les autres, un régime axé davantage sur les glucides et le poisson. Pourtant, ces populations jouissent d'une meilleure santé que les Nord-Américains parce qu'elles respectent leurs signaux de faim et de satiété et privilégient les aliments peu transformés. L'intégration quotidienne de produits de grains entiers, de fruits, de légumes et de légumineuses permet notamment de combler ses besoins en fibres alimentaires, ce qui permet d'atteindre la satiété plus rapidement.

Les recherches ont démontré que le régime méditerranéen réduirait le risque de maladies cardiovasculaires, ainsi que l'incidence du cancer, de la maladie de Parkinson et de la maladie d'Alzheimer.

Le régime méditerranéen préconise :

- de faire beaucoup d'exercice ;
- de manger des aliments principalement d'origine végétale, comme les fruits et légumes, les grains entiers et les légumineuses ;
- de remplacer le beurre par des gras plus sains tels que l'huile d'olive et l'huile de canola (colza) ;
- d'utiliser des herbes et des épices pour rehausser la saveur d'un plat plutôt que d'utiliser du sel ;
- de limiter la consommation de viande rouge à raison d'une à deux portions par semaine ;
- de manger du poisson et de la volaille au moins deux fois par semaine ;
- de boire du vin rouge avec modération (facultatif) ;
- d'ajouter quelques noix ici et là ;
- de prendre ses repas en famille ou avec des amis.

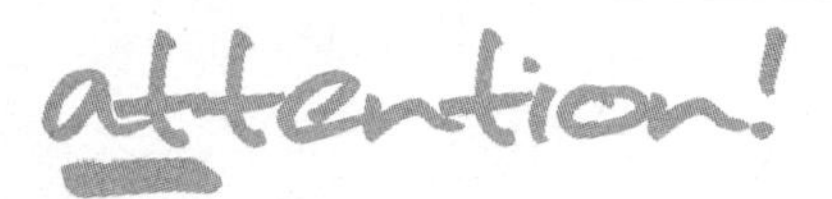

Près de 80% des calories des noix proviennent de leur contenu élevé en gras.

Nul doute que nous serions tous gagnants si nous adoptions les grands principes du régime méditerranéen!

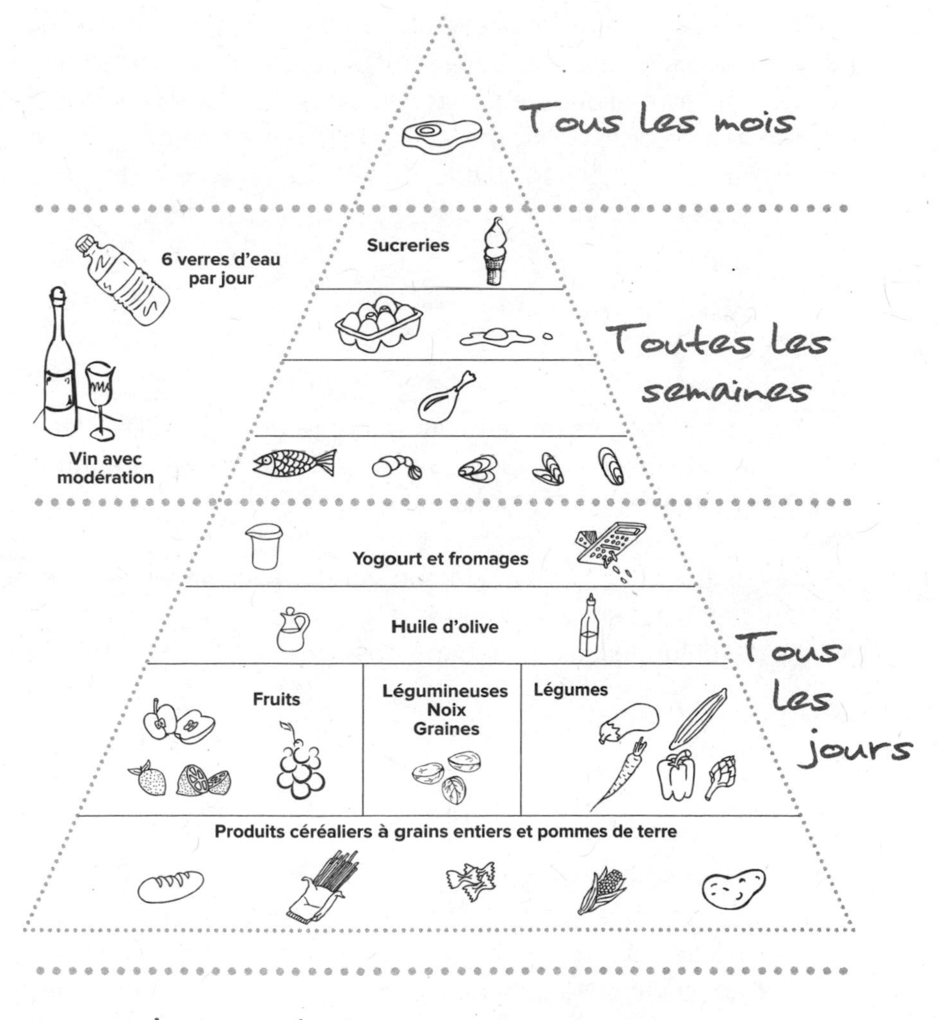

78

On trouve au supermarché différentes variétés d'agrumes selon les saisons : clémentines, pamplemousses, tangerines, pomélos, oranges sanguines, etc. Ces fruits apportent beaucoup de fraîcheur et un bon goût sucré aux salades. Voici une excellente façon de diversifier sa consommation de fruits. Essayez-les entre autres dans une salade composée d'épinards, de poivrons et d'oignons à laquelle vous ajouterez une vinaigrette au sésame et quelques amandes effilées. Si vous la servez comme plat principal, intégrez-y un aliment protéiné : petite poitrine de poulet grillée (blanc de volaille), lanières de tofu marinées, œufs durs, etc.

79

Le fait de manger dans une assiette dont la couleur est différente de celle de la nourriture crée un contraste et contribuerait à réduire nos portions sans même qu'on s'en rende compte. Les assiettes blanches sont superbes, mais elles ne contrastent pas toujours avec la couleur de nos aliments. Fini le filet d'aiglefin et le chou-fleur servis dans des assiettes blanches ! Il suffit d'ajouter de la couleur dans nos assiettes.

80

La salade de betterave et de pomme verte se prépare en 5 minutes seulement. La betterave ne contient que 28 calories par portion de 75 g (½ tasse), ce qui en fait un aliment de choix à consommer régulièrement. De plus, elle renferme de nombreux antioxydants qui protègent le corps contre l'action des radicaux libres favorisant le développement de certains cancers. Cette salade regorge de couleurs vives. Il suffit d'avoir sous la main des betteraves en conserve (on peut aussi les faire cuire soi-même si l'on n'est pas trop pressé), des pommes vertes non pelées, des pacanes, un oignon rouge et un bon fromage de chèvre. Couper les pommes en petits morceaux, puis les mélanger avec les betteraves et une partie de leur jus. (Cela donnera une magnifique couleur rose vif à la chair de pomme.) Ajouter l'oignon coupé grossièrement et réfrigérer pendant quelques heures. Servir accompagné de fromage de chèvre émietté (30 g/1 oz/portion) et garnir avec 3 ou 4 pacanes en morceaux. Un régal pour le repas du midi !

81

L'été, on adore manger des fruits de mer, du homard et du bon poisson frais. La mousse de homard ou de saumon souvent servie en entrée avec des craquelins est très calorique puisque le premier ingrédient figurant sur la liste est l'huile de canola (colza). Pour lier les ingrédients, les fabricants utilisent de la gomme de xanthane. Une petite quantité de 50 g (¼ de tasse) de mousse contient près de 300 calories (sans compter les craquelins !), dont 31 g de gras, soit 48 % de l'apport quotidien recommandé. Une bonne solution de remplacement est d'apprêter le saumon en tartare, en gravlax, en tataki ou en céviche, des choix beaucoup plus sains et tout aussi délicieux.

CÉVICHE DE SAUMON

4 portions

Ce qu'il faut

- 300 g (10 oz) de pavé de saumon, coupé en petits dés
- 1 oignon doux, coupé finement
- 3 tomates, en dés
- Le jus de 2 limes (citrons verts)
- ½ bouquet de coriandre, ciselée
- Sel et poivre

Ce qu'il faut faire

1. Mettre les dés de saumon dans un bol et les arroser de jus de lime.
2. Laisser mariner 30 minutes en remuant de temps en temps.
3. Ajouter les tomates et l'oignon au saumon mariné.
4. Saler et poivrer. Ajouter de la coriandre.
5. Mélanger et servir.

psssst ! Pour adoucir l'oignon, le couper assez finement et le faire tremper dans un bol d'eau froide pendant environ 10 minutes. Rincer, égoutter et recommencer l'opération.

82

Les bars à jus sont de plus en plus populaires. On en trouve dans les centres commerciaux et les aéroports, et certains ont désormais pignon sur rue. Je vous suggère de faire attention aux différents formats offerts, car certains contiennent jusqu'à 710 ml (24 oz) de jus, soit l'équivalent de 4 à 5 portions de fruits. Faut-il rappeler que les fruits, même s'ils regorgent de vitamines et de minéraux, renferment une grande quantité de glucides ? Par exemple, un smoothie régulier peut contenir jusqu'à 300 calories. Optez pour un format plus petit (414 ml [14 oz] ou moins) en accordant votre préférence aux jus protéinés qui vous soutiendront davantage.

83

Si une recette demande une grande quantité de chocolat, ajoutez un peu de poudre d'expresso à votre préparation afin d'en utiliser beaucoup moins. Le goût du café intensifiera admirablement celui du chocolat. Prenez du café expresso instantané ou, mieux encore, amusez-vous à moudre quelques grains le jour même. Optez pour un café velouté plutôt que corsé afin de laisser toute la place au bon goût du chocolat, qui demeure l'élément principal de la recette.

- **Café corsé** : goût intense, beaucoup d'amertume, saveur de caramel ou parfois de brûlé.
- **Café velouté** : goût équilibré à mi-chemin entre les notes sucrées et acidulées et celles plus intenses et amères.

84

La mayonnaise légère est deux fois moins calorique que la mayonnaise régulière parce qu'elle contient deux fois moins de matière grasse. On s'imagine parfois qu'elle contient aussi plus de glucides que cette dernière alors qu'en réalité elle n'en renferme que 1 g de plus par portion de 1 c. à soupe. On trouve dans le commerce de la mayonnaise à base de tofu ne contenant que 50 calories par portion de 1 c. à soupe. Voilà un excellent choix ! Sa valeur nutritionnelle est la même que celle de la mayonnaise légère et son goût légèrement différent plaît généralement aux palais les plus fins.

85

Le truc pour passer l'avant-midi sans avoir faim est de consommer suffisamment de protéines au petit-déjeuner. Mais plusieurs aliments qu'on aime prendre le matin n'en contiennent pas ou très peu. Grâce aux protéines de petit-lait (protéines de lactosérum) en poudre, on peut enrichir gruaux, porridges, céréales prêtes à consommer, omelettes, crêpes et smoothies. Si vous vous entraînez, ces protéines contribueront à augmenter votre masse musculaire et votre métabolisme de base. Vous brûlerez ainsi plus de calories, même au repos.

86

S'il vous arrive de prendre votre petit-déjeuner dans un restaurant à service rapide, optez pour les œufs servis dans un muffin anglais avec du bacon, du jambon ou de la saucisse. Ce n'est pas si mauvais pour la santé à condition de faire les bons choix. Le sandwich contenant une saucisse contient environ 200 calories de plus que celui servi avec du bacon. La meilleure option est assurément le sandwich avec jambon. Demandez qu'on le garnisse de laitue et de tranches de tomate afin de consommer des légumes dès le matin.

87

Quand vous recevez vos amis pour regarder un match à la télé, offrez-leur un goûter santé qui leur plaira à coup sûr. Les croustilles de maïs ou de pitas accompagnées de salsa et de crème sure (aigre) font toujours l'unanimité. La salsa est un accompagnement idéal puisqu'elle contient uniquement des légumes. On peut améliorer la salsa du commerce en y ajoutant des dés de poivron, un piment jalapeno haché finement et des morceaux de mangue. Et pourquoi ne pas remplacer la crème sure (aigre) par une préparation peu calorique composée de 35 g (¼ de tasse) de fécule de maïs, 180 ml (¾ de tasse) d'eau et 60 ml (¼ de tasse) de vinaigre blanc ?

88

Les noix sont riches en gras insaturés réputés pour la prévention des maladies cardiovasculaires. Elles ne contiennent pas de cholestérol parce qu'elles sont d'origine végétale. Une portion de 23 amandes renferme 160 calories, dont 120 proviennent des gras. Elle contient aussi 14 g de gras, dont 1 g de gras saturés, 4 g de gras polyinsaturés et 9 g de gras mono-insaturés.

89

Plus notre masse musculaire est élevée, plus notre métabolisme de base est efficace, ce qui nous permet de brûler plus de calories. Au gym ou à la maison, prenez le temps de soulever des poids et de muscler votre corps. Ne faites pas seulement du cardio. Demandez à votre kinésiologue d'adapter votre programme en y intégrant des exercices de musculation. Si vous en avez envie, accordez une importance particulière aux exercices qui font travailler les jambes, car c'est là que sont situés les plus gros muscles du corps. Les bienfaits ne se feront pas attendre et votre masse musculaire augmentera rapidement.

90

Les tablettes des supermarchés débordent de jus de légumes de toutes sortes. On peut même se procurer différents mélanges de jus de fruits et de jus de légumes... une nouvelle tendance ! Il est important de lire avec soin le tableau de la valeur nutritive puisque certains jus ont une teneur plus élevée en glucides. Par exemple, une portion de jus de carotte de 125 ml (½ tasse) contient près de 100 calories, dont 23 g de glucides, tandis que la même quantité de jus de tomate renferme 22 calories, dont seulement 5,5 g de glucides. Malgré son goût délicieux, le jus de carotte ressemble beaucoup plus aux jus de fruits d'un point de vue nutritionnel. Il faut donc accorder notre préférence aux jus de tomate et de légumes et, de temps en temps, se permettre d'autres types de jus : carotte, mélange fruits-légumes, etc. Les jus pauvres en sel sont un bon choix avec environ 85 mg de sodium par portion. Redécouvrez les aliments et les boissons dont le goût n'est pas masqué par une trop grande quantité de sel. Essayez entre autres le jus de tomate réduit en sodium. Vous verrez, il est aussi savoureux que celui qui est plus salé.

91

Les crêpes sont tout aussi délicieuses et nutritives qu'un bol de céréales ou deux toasts au petit-déjeuner. La prochaine fois, ajoutez un peu de poudre d'amande à votre préparation. Vos crêpes auront un goût incomparable et une meilleure teneur en protéines. Si vous aimez les accompagner de sirop d'érable, sachez qu'une seule cuillère à soupe renferme autant de calories que 160 g (1 tasse) de fraises. À vous de mettre les choses en perspective ! Afin de réduire la quantité de calories, garnissez vos crêpes de fraises écrasées avec un soupçon de ce merveilleux sirop. Accompagnez-les d'un grand verre de lait pour faire un petit-déjeuner encore plus nutritif.

92

S'il vous reste un ou deux morceaux de pizza végétarienne de la veille, utilisez-les pour faire un sandwich-matin. Disposez un œuf cuit au centre d'une pointe de pizza, puis ajoutez quelques tranches de tomate. Pliez ensuite la pointe en deux pour faire un sandwich. Ce petit-déjeuner nutritif et vite fait vous soutiendra tout au long de l'avant-midi. Vous pouvez ajouter 30 g (¼ de tasse) de jambon pour faire un repas plus protéiné.

93

Les collations à 100 calories sont de plus en plus populaires et l'industrie alimentaire l'a bien compris. Depuis quelques années, on trouve dans le commerce un nombre effarant de produits conçus pour ceux qui aiment grignoter sans culpabilité en se disant que 100 calories, c'est peu après tout... Mais attention ! Il faut éviter de se mentir à soi-même ! Pourquoi se procurer de petites collations à 100 calories si on finit par en manger deux ou trois pour satisfaire sa fringale ? Ce sont en fait 200 ou 300 calories que l'on consomme en réalité et non pas 100 ! Voici un goûter santé de 100 calories qui satisfera votre appétit beaucoup mieux qu'une bouchée de brownie avalée en quelques secondes : 180 g (¾ de tasse) de yogourt grec, 11 croustilles de riz, 160 g (1 tasse) de poivron avec 2 c. à soupe d'hoummos, 30 g (1 oz) de cheddar, 30 raisins et 2 c. à soupe d'amandes grillées. Les légumes nous permettent d'éprouver rapidement une sensation de satiété.

94

Selon les principes de l'assiette santé, le quart de l'assiette doit être composé de féculents, ce qui équivaut à une portion de 80 à 160 g (½ à 1 tasse). Fini les plats servis sur un lit de pâtes ou de riz ! On ajoute ensuite quelques légumes en faisant preuve de vigilance, car certains renferment une quantité impressionnante de glucides et sont considérés comme des féculents. Mentionnons entre autres la pomme de terre, la patate douce, le maïs, les pois verts, l'igname, la banane plantain et certaines courges d'hiver.

Assiette santé équilibrée

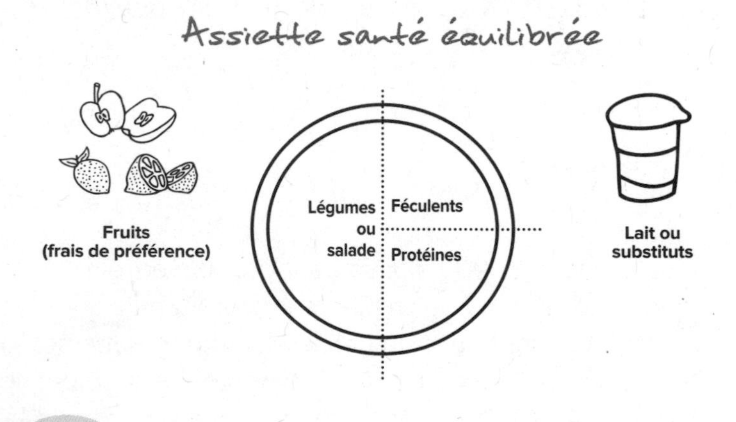

95

Si vous avez préparé une trop grande quantité de riz pour le repas du soir, ne répartissez pas le surplus dans les assiettes de vos convives pour éviter d'avoir des restes puisque cela augmenterait la grosseur de leurs portions. Gardez plutôt le riz en trop au réfrigérateur, dans un plat hermétique, et utilisez-le pour le repas du midi du lendemain. Quelques idées toutes simples : riz frit aux crevettes agrémenté de différents légumes, mini-pitas farcis à la salade de riz et de poulet avec un mélange de mayonnaise et de yogourt grec nature, riz chinois, pouding au riz, etc. Au moment des repas, servez toujours des portions de grosseur normale et intégrez judicieusement les restes dans un autre plat santé que vous mangerez le lendemain.

96

Les apéritifs ouvrent l'appétit, car l'alcool stimule la production des sucs gastriques, ce qui augmente la sensation de faim et nous porte à manger davantage. Pour réduire progressivement votre consommation de vin, réservez cette boisson pour l'heure du repas et buvez plutôt une eau minérale à l'heure de l'apéro. Vous prendrez ainsi 150 calories en moins. Vos bouteilles dureront plus longtemps et vous pourrez ainsi vous concentrer sur la qualité plutôt que sur la quantité. Le fait de payer une bouteille plus chère nous oblige à prendre conscience de sa valeur et nous incite à étaler le plaisir tout au long de la semaine. Boire peu, mais bien ! N'hésitez pas à demander l'aide d'un sommelier qui vous conseillera les meilleurs accords vins et mets.

Un autre truc pour limiter sa consommation d'alcool est de prendre les consommations auxquelles on a droit et de vider le reste du vin dans des bacs à glaçons pour faire des cubes qui serviront dans différentes recettes (sauces, plats de viande, etc.). La consommation d'alcool peut faire augmenter considérablement les calories d'un repas. Il est conseillé aux femmes de ne prendre qu'une consommation par jour et aux hommes de se satisfaire de deux. Une consommation équivaut à 1 bouteille ou canette de bière, 30 ml (1 oz) de spiritueux ou 150 ml (environ $\frac{2}{3}$ de tasse) de vin. Pour calculer rapidement les calories liées à votre consommation de vin, retenez que 1 ml = 1 calorie.

97

En utilisant les escaliers environ 10 minutes par jour, on parvient à brûler près de 75 calories. Essayez de ne prendre l'ascenseur que lorsque c'est nécessaire. Oui, descendre les escaliers permet de brûler des calories, même si c'est plus facile que de les monter. Calculez le nombre de calories que vous dépenserez au cours du mois en prenant cette bonne habitude.

98

Dans les rôtisseries, on nous sert souvent une salade de chou avant l'entrée. Une portion de 70 g (½ tasse) contient 100 calories. Il est bon de commencer le repas avec cette salade ou une soupe, car on aura ensuite moins faim pour le plat principal. C'est une bonne façon d'éprouver un sentiment de satiété plus rapidement d'autant plus que la portion servie au restaurant est souvent deux fois plus grosse qu'elle ne le devrait. Choisissez de préférence la salade de chou au vinaigre plutôt que celle à la crème ou à la mayonnaise pour restreindre la quantité de calories et de matière grasse.

99

On nous répète qu'il est important de manger des fruits depuis notre tendre enfance. Pourtant, selon les plus récentes statistiques, peu de Canadiens consomment les portions recommandées. Le Canadien moyen en mange 39,3 kg (86,5 lb) par année, soit environ un fruit de 108 g (3 ¾ oz) par jour. En France, chaque ménage achète en moyenne 85,2 kg (188 lb) de fruits annuellement. Si vous achetez des fruits en conserve, optez pour ceux qui baignent dans un sirop léger ou leur propre jus, car ils contiennent environ 100 calories de moins que ceux qui sont conservés dans un sirop plus sucré.

100

Les retailles d'hosties constituent une collation faible en calories à laquelle on pense peu souvent. Avec seulement 64 calories par feuille de 16 g (½ oz), elles remplacent judicieusement les croustilles et les tortillas. On peut même les servir avec un peu de salsa. On en trouve maintenant dans la plupart des supermarchés, souvent juste à côté des croustilles.

101

Voulez-vous impressionner vos convives avec un dessert extraordinaire ne contenant pas trop de calories? Essayez cette mousse au chocolat à base de tofu soyeux que vous prendrez plaisir à savourer sans la moindre culpabilité!

8 portions

Ce qu'il faut

- 100 g (3 ½ oz) de chocolat noir 70 % de cacao, en morceaux
- 3 c. à soupe d'eau
- 1 c. à thé (à café) d'essence de vanille
- 400 g (14 oz) de tofu soyeux mou, égoutté
- 2 c. à soupe de sucre de canne (facultatif)

Ce qu'il faut faire

1. Dans une petite casserole à fond épais, à feu très doux, faire fondre le chocolat avec l'eau.
2. Dès que le chocolat commence à fondre, retirer la casserole du feu sans remuer pour le laisser fondre complètement.
3. Ajouter la vanille et bien mélanger.
4. Au robot culinaire, mélanger le tofu, le sucre et le chocolat fondu pendant 2 à 3 minutes ou jusqu'à ce que la texture soit lisse et légèrement mousseuse.
5. Verser dans un grand bol ou des bols individuels et réfrigérer pendant 12 heures environ.

psssst! Le sucre est facultatif dans cette recette, mais il permet d'atténuer l'amertume du chocolat noir.

102

Avez-vous déjà entendu parler des aliments à calories négatives ? Ce sont des aliments qui fournissent moins de calories que n'en requièrent leur mastication et leur digestion, ce qui crée un déficit. Le céleri, le chou de Bruxelles, le brocoli, le concombre, la laitue et les champignons font partie de cette catégorie. La mastication permet de brûler 5 calories à l'heure tandis que la digestion en demande beaucoup plus, mais cela est difficilement quantifiable. Quoi qu'il en soit, il faut se rappeler que les légumes doivent occuper une place de choix chaque jour dans notre alimentation et que l'exercice physique permet de brûler beaucoup plus de calories que la mastication d'un pied de céleri…

103

Vous aimeriez servir vos grillades avec un plat d'accompagnement peu calorique ? Essayez la salade de radicchio, une variété de chicorée italienne de la même famille que l'endive mais plus riche en antioxydants. Sa belle couleur pourpre indique qu'il renferme des pigments alimentaires dont les propriétés antioxydantes sont comparables à celles du bleuet (myrtille) et du vin rouge. Le radicchio offre aussi l'avantage de ne contenir que 10 calories par portion de 45 g (1 tasse), une quantité suffisante pour couvrir la totalité de nos besoins quotidiens en vitamine K. Il est toutefois déconseillé aux personnes qui prennent des anticoagulants. Je vous suggère de préparer votre salade de radicchio avec une vinaigrette au yogourt et au babeurre à laquelle vous pourrez ajouter quelques morceaux de votre fromage préféré. Les fromages vieillis tels que le cheddar fort, le roquefort et le gorgonzola sont d'excellents choix.

104

Pendant l'été, lorsque des amis arrivent à l'improviste, on s'empresse de leur servir des rafraîchissements et des petites bouchées remplis de calories superflues. Pour bien faire, il suffit de préparer des cocktails à base de jus de canneberge diète. Il ne contient que 10 calories par portion de 250 ml (8 oz) puisqu'il est sucré avec de l'acésulfame K et du sucralose. On peut se procurer différentes variétés de jus de canneberge dans le commerce selon le type de cocktail que l'on désire concocter.

105

Une portion quotidienne de jus de fruits ne doit pas excéder 125 ml (½ tasse). Prenez le temps de lire les étiquettes pour vous assurer que votre jus préféré répond aux critères nutritionnels suivants :

- doit procurer au moins 50 % de vitamine C, 25 % de vitamine A et 25 % de folate ;
- doit être une source de fibres (2 g) et être composé de jus de fruits à 100 % (sans sucre ajouté).

On trouve maintenant dans le commerce des mélanges de jus de fruits et de légumes, ce qui permet de diversifier les vitamines et les minéraux. Certaines marques ont même des fibres ajoutées provenant généralement des fruits et de l'inuline, une source de fibres naturelles extraites de la racine de chicorée. Pure, limpide et bonne au goût, l'inuline est reconnue comme une source de fibres permettant de bonifier les aliments. Pour ce qui est des nectars, on ne devrait les consommer qu'à l'occasion, car ils sont beaucoup plus sucrés que les jus naturels à 100 %. Même s'ils sont faits avec de la purée de fruits, ils contiennent du sucre et du sirop de fructose-glucose, ce qui augmente considérablement leur teneur en glucides. Une portion de 250 ml (1 tasse) de nectar de fruits peut contenir environ 40 calories de plus qu'un verre de jus, soit 14 g de glucides additionnels. Les personnes diabétiques et celles qui surveillent leur poids devraient les éviter en optant plutôt pour un fruit frais.

106

Les croustilles (*chips*) sont les grignotines salées les plus populaires, mais les crottes de fromage n'arrivent pas loin derrière. Pour une même quantité, les crottes de fromage renferment plus de lipides même si les deux produits contiennent approximativement le même nombre de calories. Comme les crottes de fromage occupent un plus gros volume que les croustilles, on a l'impression d'en avoir plus dans son bol. C'est aussi le cas pour d'autres aliments soufflés comme les galettes de riz, le maïs soufflé et certains craquelins. Si on a envie d'une grignotine salée, il vaut mieux opter pour une de celles qui occupent un plus grand volume dans un bol ! Préparez-vous à tacher vos doigts !

107

Si vous préférez renoncer au jus de légumes plutôt que d'acheter celui réduit en sodium, vous vous privez d'une source intéressante de vitamines et de minéraux. Le jus de légumes est peu calorique et accompagne à merveille les repas du midi. Un petit contenant de 156 ml (5 ¼ oz) équivaut à une portion de légumes et ne renferme que 35 calories, dont 7 g de glucides, 2 g de fibres et 1 g de protéines. Le jus de légumes non réduit en sodium renferme une quantité astronomique de sel, ce qui peut contribuer à augmenter la pression artérielle. Assurez-vous que votre marque préférée ne renferme pas plus de 480 mg de sodium pour 156 ml (5 ¼ oz).

108

Les voyages sont propices au gain de poids puisqu'on prend la plupart de nos repas au restaurant. Le matin venu, on s'empresse d'aller acheter danoises, muffins ou croissants au café du coin. Ce sont les pires choix ! Afin de ne pas perdre vos bonnes habitudes, prenez plutôt un parfait aux fruits accompagné d'un demi-bagel ou encore un gruau (porridge) aux fruits séchés servi avec un verre de lait. Trouvez une épicerie ou un café qui offre des fruits frais ou des muffins anglais servis avec œuf et jambon. Si vous avez une mini-cuisine dans votre chambre, faites vos courses dès votre arrivée pour vous procurer des aliments santé destinés au petit-déjeuner. Si vous devez faire un long séjour à l'extérieur, pourquoi ne pas louer une maison? C'est la solution idéale pour cuisiner dans de bonnes conditions et manger de façon plus saine pendant toute la durée de votre voyage.

109

Les bienfaits de l'activité physique sont nombreux: amélioration de la santé mentale et physique, réduction du niveau de stress, accroissement du niveau d'énergie, amélioration du sommeil, de la digestion et de la sensibilité à l'insuline, etc. En plus d'augmenter votre énergie, l'exercice vous aidera à rester en forme et contribuera à vous faire perdre du poids (ou à le maintenir si vous n'en avez pas à perdre). Inscrivez-vous à une activité physique offerte dans votre région. Voici quelques-uns des sports les plus populaires et leur équivalent métabolique (METs), c'est-à-dire le nombre de calories approximatif qu'ils permettent de perdre à la minute. Pour faire le total des calories brûlées, multipliez ce nombre par le nombre de minutes correspondant à la durée de l'exercice. Par exemple, si vous joggez à une vitesse de 8 km/h pendant 45 minutes, il suffit de multiplier 45 par 8,0 (l'équivalent métabolique associé à la course à pied à 8 km\h). Le total est donc de 360 calories.

- Boxe: 12,0 METs
- Patin à roulettes: 12,0 METs
- Course à pied (11 km/h): 11,5 METs
- Football américain: 9,0 METs
- Vélo de montagne: 8,5 METs
- Basketball: 8,0 METs

- Course à pied (8 km/h) : 8,0 METs
- Disque volant d'équipe (*Ultimate Frisbee*) : 8,0 METs
- Tennis : 8,0 METs en simple et 5,0 en double
- Soccer : 7,0 METs
- Badminton social : 4,5 METs et 7,0 pour le badminton de compétition
- Golf : 4,5 METs
- Chasse et pêche : 3,0 METs

110

Les sushis sont tellement populaires qu'on a parfois envie d'en faire à la maison ou de louer les services d'un traiteur qui veillera à tous les détails de la préparation. Mais certains sushis peuvent être très caloriques à cause du riz. Pour utiliser une quantité moindre de ce féculent, garnissez vos sushis avec plus de légumes et de poisson. Le concombre est l'un des meilleurs choix de légume puisqu'il contient très peu de calories. Pour ce qui est de l'avocat, il faut user de modération, car une moitié renferme 160 calories, dont 15 g de gras, soit l'équivalent de 1 c. à soupe d'huile. Le saumon est recommandé pour son apport intéressant en acides gras oméga-3. Je vous invite à télécharger l'application mobile Ocean Wise consacrée aux normes de la pêche durable. Vous serez ainsi en mesure de faire un choix mieux éclairé au moment d'acheter votre poisson.

111

On vous répète depuis que vous êtes tout-petit que les légumes vert foncé contiennent du fer et qu'il est important d'en manger pour être fort comme Popeye. Le brocoli contient du fer lui aussi, mais il n'est malheureusement pas toujours apprécié des enfants. Pour leur faire manger davantage de ce bon légume, il suffit de le râper. Même chose pour le chou-fleur. Mettez-en dans les salades, la sauce à spaghetti, la purée de pommes de terre et plusieurs autres plats. Ayez toujours un brocoli et un chou-fleur dans votre réfrigérateur, car ils sont délicieux dans plusieurs recettes et donnent un goût unique aux salades. N'oubliez pas de les mettre sur votre liste de provisions.

112

Si vous aimez les arachides, je vous invite à essayer d'autres légumineuses savoureuses : les pois chiches rôtis. Voici une recette intéressante. Préchauffer le four à 180 °C/350 °F/ gaz 4. Rincer et égoutter 400 g (2 tasses) de pois chiches en conserve, puis les éponger à l'aide d'une serviette. Dans un bol, bien mélanger les pois chiches avec 1 c. à soupe d'huile d'olive et des épices au choix (un peu de sucre à la cannelle est un vrai régal !). Étaler les pois chiches sur une plaque de cuisson et mettre au four pendant 50 minutes ou jusqu'à ce qu'ils soient croustillants. Cette collation santé ne contient que 75 calories par 50 g (¼ de tasse), dont 3 g de protéines et 2 g de fibres. Quant à elles, les arachides salées renferment 219 calories pour la même quantité, dont près de 20 g de gras.

113

Sucre, sirop de glucose, amidon de maïs modifié, concentré de jus de poire, acide citrique, acide tartrique, colorants, arômes naturels et artificiels : voilà les ingrédients qui entrent dans la composition des jujubes. Il est normal d'en manger de temps à autre, mais ces bonbons ne devraient pas faire partie de votre garde-manger. Réservez-les pour des occasions spéciales, par exemple un anniversaire ou une sortie au cinéma. Une portion de jujubes de 40 g (9 morceaux) contient 140 calories tandis que la même quantité de fruits séchés (40 g/¼ de tasse) n'en renferme que 95. De plus, les fruits séchés fournissent des vitamines, des minéraux, des fibres alimentaires et même quelques protéines. Ils ne contiennent qu'un seul ingrédient : des fruits !

114

Si vous considérez qu'un bon repas dégusté dans un restaurant italien est le summum de la gastronomie, vous aimerez le truc suivant. Comme vous le savez, les pâtes doivent être consommées avec modération à cause de leur valeur calorique élevée. Pour ajouter du volume à votre assiette, faites une julienne de courgettes et de carottes à l'aide d'une mandoline. Faites-la cuire ensuite pendant quelques minutes à la vapeur ou dans l'eau bouillante. Les légumes ont une faible densité énergétique ce qui permet d'en manger abondamment. On peut les incorporer dans la sauce ou mélanger la julienne avec une petite portion de spaghettis. Ce régal vous permettra de manger vos portions de légumes, ce qui n'est pas toujours évident avec les plats de pâtes.

115

Si vous raffolez des pâtes Alfredo, essayez cette sauce allégée à base de fromage cottage 1 % M.G. Elle est aussi idéale pour donner une touche onctueuse aux poitrines de poulet grillées (blancs de volaille). Vous n'avez qu'à mélanger tous les ingrédients et le tour est joué !

- 250 g (1 tasse) de fromage cottage
- 250 ml (1 tasse) de lait écrémé

- 150 g (1 ½ tasse) de parmesan fraîchement râpé
- 1 c. à thé (à café) de beurre
- 1 c. à soupe de farine
- Sel et poivre

116

Avez-vous du mal à faire votre choix au moment d'acheter une nouvelle huile d'olive ? Légère, vierge, extra vierge ou pure ? La notion d'huile légère a été inventée par les entreprises spécialisées en marketing alimentaire pour calmer les inquiétudes des consommateurs de plus en plus soucieux de leur santé. Selon le Conseil oléicole international (COI), l'huile dite légère n'a de légers que son goût et sa couleur. Elle contient donc la même quantité de matière grasse et de calories que toutes les autres huiles. Achetez de préférence une huile d'olive ni trop pâle ni trop odorante embouteillée dans un contenant opaque la protégeant de l'oxydation. N'hésitez pas à y mettre le prix, car les huiles les moins chères ont généralement été raffinées plusieurs fois.

117

Le fait de couper les parts de gâteau en triangles les fait paraître plus grandes et nous donne l'impression d'en manger beaucoup plus. Regardez les deux illustrations à la page suivante. Quel morceau semble le plus gros ? Les deux ont pourtant la même aire, donc le même nombre de calories. Le triangle semble pourtant beaucoup plus gros. Ces techniques de marketing sont du trompe-l'œil. Elles sont couramment utilisées par l'industrie agroalimentaire et les restaurateurs.

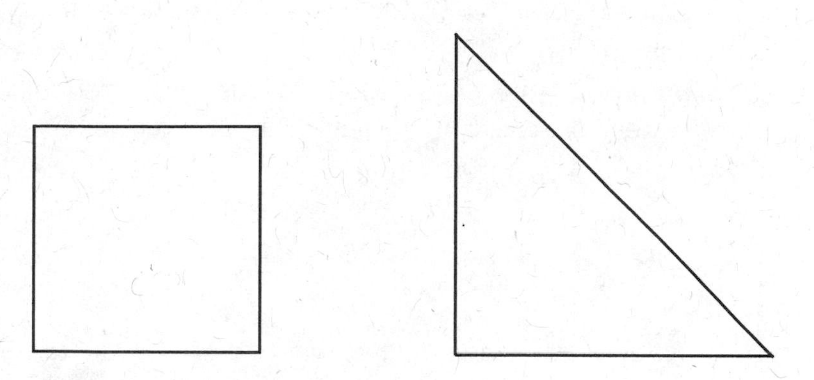

118

Ceux qui aiment la purée de pommes de terre savent qu'il n'est jamais facile de se contenter d'une portion de 110 g (½ tasse). Un bon truc pour augmenter le volume de la purée est d'y intégrer des dés de châtaignes d'eau, un ajout peu calorique. On peut servir cette purée telle quelle pour obtenir une texture croquante ou la passer au robot culinaire pour la rendre plus lisse. Il est bon d'employer de la margarine et du lait écrémé plutôt que de la crème. On peut aussi faire une purée de pommes de terre et de carottes, mais la carotte renferme plus de calories que d'autres légumes. À quantité égale, elle contient deux fois plus de glucides que le brocoli. L'idéal est de cuire la pomme de terre au four, mais gare aux miettes de bacon, au beurre et à la crème !

119

Ayez toujours une bouteille d'eau à portée de la main pour vous désaltérer quand bon vous semble. Vous serez alors moins tenté d'acheter une boisson gazeuse, une boisson énergisante ou un jus dans une machine distributrice. Au bureau ou à la maison, gardez à vos côtés un pichet d'eau parfumée avec quelques tranches de citron jaune ou vert. Cela vous incitera probablement à boire beaucoup plus d'eau chaque jour, un liquide très rafraîchissant ne contenant aucune calorie.

120

Pour perdre son ventre avant l'été, rien de tel que de consommer des aliments à faible densité énergétique. En divisant le nombre de calories d'un aliment par son poids (en g), on obtient un score qui indique sa densité énergétique. Plus ce score se rapproche de 0 (la densité énergétique de l'eau), plus on peut le consommer en grande quantité. En revanche, plus le score se rapproche de 9 (la densité énergétique de l'huile), plus on devrait réduire nos quantités. À titre d'exemple, la densité énergétique du concombre est de 0,16, ce qui en fait un aliment de choix pour les fringales. En multipliant ce nombre par la quantité consommée en grammes, on obtient le nombre de calories. Par exemple, si je mange 100 g de concombre, je prends 16 calories. Faites le calcul avec vos aliments préférés… vous serez peut-être surpris des résultats !

121

Assurez-vous de toujours prendre une portion de crudités au repas du midi. Le fait de grignoter quelques fleurons de brocoli, tiges de céleri ou mini-carottes vous incitera à vous servir une portion moins grosse du plat principal. Accompagnez-les de sauces bonnes pour la santé. Voici la quantité de calories et de gras contenus dans 2 c. à soupe de différentes sauces utilisées couramment :

- yogourt nature 1 % M.G. : 22 calories, dont 0,5 g de gras ;
- fromage cottage 1 % M.G. : 23 calories, dont 0,3 g de gras ;
- hoummos maison : 55 calories, dont 2,6 g de gras ;
- vinaigrette du commerce : 86 calories, dont 8,5 g de gras ;
- fromage à la crème : 100 calories, dont 10 g de gras ;
- mayonnaise : 201 calories, dont 22 g de gras ;
- baba ganoush (purée d'aubergines) : 70 calories, dont 5 g de gras.

122

Une bonne façon d'avoir des légumes frais pendant tout l'été est d'en faire pousser dans son potager. Quel bonheur de le voir se transformer jour après jour et de cuisiner en mettant en valeur le produit de nos récoltes. N'oubliez pas de cultiver les légumes essentiels : laitue romaine, tomates cerises, concombres, courgettes, haricots et carottes. Si vous n'avez pas de potager, devenez membre d'un jardin communautaire près de chez vous ou apprenez à faire pousser des légumes dans des bacs sur votre balcon.

123

La boisson d'amande peut-elle remplacer adéquatement le lait de vache ? Il est important de savoir qu'elle ne renferme que 1 g de protéines par 250 ml (1 tasse) comparativement à 8 g pour la même quantité de lait de vache. Elle offre toutefois l'avantage de ne contenir ni lactose ni cholestérol et beaucoup moins de gras saturés que ce dernier. Certaines personnes la préfèrent à la boisson de soja dans les cas d'allergie au soja ou par crainte des phytoestrogènes présents en grande quantité dans cette légumineuse.

124

Ayez toujours sous la main des aliments nutritifs non périssables comme du thon ou du saumon en conserve, des raisins secs, des boîtes de légumineuses ou de macédoine de légumes, etc. Ils vous seront d'un grand secours lorsque vous serez trop pressé pour cuisiner ou que le frigo sera presque vide. Par exemple, du thon en conserve, quelques craquelins, un jus de légumes, un morceau de fromage et quelques fruits séchés permettent de composer un repas nutritif vite fait.

125

Voici quelques fruits délicieux pour la collation qui ne contiennent pas plus de 75 calories : 2 abricots frais, 8 abricots séchés, 160 g (1 tasse) de petits fruits des champs, 8 cerises, ½ pamplemousse, 1 kiwi, 1 orange, 160 g (1 tasse) de papaye, 1 pêche ou 1 tranche épaisse de melon d'eau (pastèque). Il est toujours bon d'avoir du melon d'eau chez soi. Peu coûteux, on peut le couper et le conserver dans un plat hermétique pendant plusieurs jours au réfrigérateur, ce qui permet de toujours avoir une collation santé sous la main.

126

Plusieurs chaînes de restauration rapide offrent une variété impressionnante de salades. Il s'agit d'un choix beaucoup plus sain que les hamburgers ou les poutines. Seul bémol : la vinaigrette. Les sauces pour salade font presque doubler le nombre de calories contenues dans le repas. Je vous suggère fortement de demander la vinaigrette dans un contenant à part afin de pouvoir mieux doser la quantité. Vous pouvez aussi la diluer avec un peu d'eau, ce qui réduira le nombre de calories puisque vous en utiliserez moins.

127

Vous avez certainement déjà entendu parler des omelettes aux blancs d'œufs. Les sportifs les adorent puisqu'elles sont riches en protéines et pauvres en gras. Si vous croyez qu'une omelette sans jaune d'œuf risque d'être plutôt fade, égayez-la avec un peu de poudre de cari ou de curcuma. Cette belle couleur jaune vif laissera croire qu'il s'agit d'une omelette ordinaire ! Pour gagner du temps, ajoutez-y des légumes surgelés ou, mieux encore, des légumes frais précoupés. On trouve maintenant des poireaux, des betteraves et divers mélanges de légumes frais précoupés au supermarché.

128

La tendance de la cuisine asiatique ne s'essouffle pas et on trouve au supermarché de plus en plus de produits surgelés s'inspirant des recettes traditionnelles chinoises, japonaises et thaïlandaises. Si vous achetez des rouleaux ou des pâtés impériaux, sachez qu'ils ont probablement été frits une première fois. Donc, au lieu de les frire de nouveau, faites-les cuire dans un four préchauffé à température élevée. Ils deviendront croustillants après quelques minutes seulement. Vous pouvez aussi préparer vos propres rouleaux impériaux avec de la pâte phyllo, des vermicelles de riz, des légumes (carottes, chou chinois, oignons), du poulet ou de la viande maigre (porc ou veau). Si vous les faites cuire au four sans friture préalable, chaque rouleau aura 50 calories en moins !

129

J'adore les pâtes, mais comme elles reviennent souvent au menu, je propose de servir votre sauce à spaghetti en chili. Voici ma recette express absolument délicieuse. Faire décongeler la sauce à spaghetti au four à micro-ondes ou sur la cuisinière. Entre-temps, ouvrir une boîte de haricots rouges ou de lentilles et les rincer à l'eau froide pour éliminer le liquide visqueux susceptible de causer des ballonnements. Ajouter les légumineuses et quelques gouttes de tabasco (ou un peu d'assaisonnement au chili) à la sauce et le tour est joué ! Ce truc santé est très intéressant puisque les légumineuses renferment beaucoup plus de fibres et de protéines que les pâtes alimentaires.

130

Si vous avez envie de varier votre recette de lasagne, je vous suggère d'ajouter des petits épinards frais entre les couches de pâtes. Vous pouvez aussi ajouter du fromage cottage 1 % M.G. pour obtenir un goût différent généralement très apprécié de tous. Couvrez ensuite le dessus de la lasagne de fromage râpé ou, mieux encore, râpez un bloc de tofu ferme et mélangez-le avec le fromage. Cela ajoutera de précieuses protéines à votre plat tout en réduisant la quantité de gras saturés puisque vous utiliserez moins de fromage. Le mélange de fromage et de tofu ferme convient à toutes les recettes de gratins.

131

Voici une vinaigrette maison à base de jus d'orange pour assaisonner les salades. Il n'est pas toujours nécessaire d'utiliser de l'huile d'olive dans les vinaigrettes. Soyez créatif!

Ce qu'il faut

- 60 ml (¼ de tasse) de jus d'orange
- 2 c. à soupe de vinaigre balsamique
- 1 c. à soupe de moutarde (saveur au choix)
- 1 c. à thé (à café) de miel
- Poivre concassé

Ce qu'il faut faire

- Bien mélanger tous les ingrédients dans un petit bocal muni d'un couvercle.

pssst! Cette vinaigrette se conserve au réfrigérateur pendant 2 semaines. Une portion de 1 c. à soupe contient 12 calories, 0 g de gras et 3,5 g de glucides.

132

Les boissons gazeuses ne sont pas idéales pour s'hydrater à cause de leur teneur élevée en glucides. De plus, elles apportent des calories vides facilement assimilables. Je ne recommande pas de bannir à tout jamais les boissons gazeuses de la maison, mais il peut s'avérer intéressant d'acheter des mini-canettes parce qu'il s'agit d'une portion plus acceptable. Les canettes de grosseur normale contiennent 355 ml (12 oz) de liquide, ce qui équivaut à environ un verre et demi d'eau auquel on aurait ajouté près de 9 c. à thé (à café) de sucre raffiné. De temps à autre, optez pour une boisson diète. Le but n'est pas d'en consommer plus, mais de se faire plaisir à l'occasion. Une fois n'est pas coutume !

133

Pour les soirées en amoureux, quoi de mieux qu'une bonne fondue chinoise ? À la fois nutritive et facile à préparer, sa cuisson ne requiert aucune matière grasse. Comme ce type de repas se déguste lentement, il nous est plus facile de déceler les signaux de satiété. Je vous recommande d'ajouter des légumes au bouillon, surtout des fleurons de brocoli qui s'imprégneront magnifiquement de tous les parfums. Gardez la tige pour un usage ultérieur (crudités, salade de chou, sauté asiatique, etc.). Vous pouvez préparer la sauce à fondue chinoise avec du yogourt grec nature, de la mayonnaise légère, un peu de miel et de la poudre de cari. Un véritable délice ! S'il reste de la viande après le repas, servez-la en sandwich le lendemain.

134

Le fait de prendre des bouchées plus petites permettrait de diminuer l'apport calorique des aliments et de déceler plus facilement les signaux de satiété. Cette bonne habitude va souvent de pair avec le fait de manger plus lentement. Pour y arriver, il suffit d'utiliser des petits ustensiles, par exemple une cuillère à thé pour la soupe ou une petite fourchette pour l'entrée ou le plat principal. On peut même utiliser des ustensiles pour bébé !

135

Vous aimez les collations à 100 calories parce qu'elles vous font vous sentir moins coupable? Derrière cette mise en marché se cache souvent une équipe de marketing qui a longuement réfléchi à la meilleure manière de vendre des aliments que les consommateurs mangeront sans éprouver de culpabilité. Ces produits à 100 calories sont généralement identiques aux produits courants, mais ils sont vendus en formats plus petits et souvent plus chers. Si ces 100 calories par jour sont consommées en plus de votre apport calorique requis pour une journée, ce surplus peut facilement mener à un gain de poids de 4,5 kg (10 lb) par année. Et si vous prenez une deuxième collation le même jour, vous ingérez alors 200 calories de plus que ce qu'exigent vos besoins énergétiques quotidiens. Voilà un bon sujet de réflexion.

136

Vous avez une envie soudaine de croustilles? Prenez la bonne habitude d'acheter des petits sacs individuels plutôt qu'un gros sac. Vous pouvez vous procurer une caisse remplie de petits sacs dans certains entrepôts et magasins d'alimentation. Quand vous avez une fringale, contentez-vous d'un petit sac de 43 g (1 ½ oz), soit l'équivalent d'une portion. En mangeant des croustilles de temps à autre, vous éviterez d'entrer dans le cercle vicieux de la restriction menant souvent à des abus. Mieux vaut manger quelques croustilles par mois que de se priver complètement pour ensuite engloutir un sac complet en quelques minutes seulement pour assouvir ses pulsions.

137

De plus en plus de gens utilisent l'huile de coco pour cuisiner. Cette huile végétale est solide à la température ambiante puisqu'elle est composée principalement de gras saturés, comme le beurre. Il est donc préférable d'utiliser d'autres huiles végétales, comme l'huile de canola (colza) ou l'huile d'olive, qui renferment surtout des gras insaturés. Les études scientifiques n'ayant pas encore démontré clairement l'innocuité de l'huile de coco, mieux vaut s'abstenir jusqu'à ce que des résultats probants indiquent clairement qu'elle n'augmente pas les risques de maladie cardiovasculaire. Prenez le temps de découvrir les excellentes huiles végétales mises à notre disposition : sésame, arachide, lin, pépins de raisin, chanvre, tournesol et avocat.

138

Quoi de meilleur qu'une salade de fruits de saison arrosée d'un trait de grand Marnier ? Mais il ne faut pas oublier que les fruits sont riches en glucides et qu'il est préférable de surveiller ses portions. Intégrez-y quelques fruits peu caloriques, comme le melon d'eau (pastèque), pour augmenter son volume et vous donner l'impression de manger beaucoup. Pour faire une salade de fruits légèrement croustillante, ajoutez-y des châtaignes d'eau. Peu caloriques, elles ne fournissent que 37 calories par portion de 75 g (½ tasse). Qui, parmi les convives, saura deviner l'ingrédient mystère ?

139

Plus le pourcentage de cacao d'un chocolat noir est élevé, plus ce dernier est calorique. Sa teneur en matière grasse et en calories augmente proportionnellement. Contrairement à ce qu'on pourrait croire, à portion égale, le chocolat au lait est moins calorique que le chocolat noir. Par exemple, 20 g (¾ d'oz) de chocolat au lait renferment 101 calories. La même quantité de chocolat noir 50 % contient 109 calories tandis que le chocolat 85 % en procure 120. Plus le pourcentage de cacao est élevé, plus le chocolat gagne en amertume et moins il est fondant. Les chocolats à plus de 50 % de cacao ont beaucoup de caractère et leur amertume fait en sorte qu'on a moins tendance à en manger une grande quantité. On trouve maintenant au supermarché une variété impressionnante de tablettes de chocolat noir aux pourcentages de cacao variés. C'est sans compter les différents parfums offerts : sel de mer, piment d'Espelette, caramel salé, menthe, orange, poivre rose, etc. Certaines combinaisons semblent parfois étranges, mais le goût du chocolat se marie harmonieusement avec plusieurs ingrédients. L'un des meilleurs choix est incontestablement le chocolat noir à l'expresso. Il suffit d'une petite quantité pour être rassasié. Une portion de 20 g (¾ d'oz) contient 110 calories et environ 8 g de gras.

140

Oui, il est possible de faire d'excellents biscuits sans œufs, sans farine et sans produits laitiers ! Voici une recette ne requérant que trois ingrédients : bananes, flocons d'avoine et noix. (On peut également ajouter des grains de chocolat ou des fruits séchés au goût.) Préchauffer le four à 190 °C/375 °F/ gaz 5. Dans un bol, écraser 2 bananes bien mûres. Ajouter

100 g (1 tasse) de flocons d'avoine et 30 g (¼ de tasse) de noix de grenoble hachées et bien mélanger. Façonner 8 biscuits de même grosseur, les ranger sur une plaque recouverte de papier-parchemin et cuire au four pendant 15 minutes. Ces délicieux biscuits font le bonheur des petits et des grands! Sans gluten et peu caloriques, ils sont aussi appréciés des personnes diabétiques.

141

Le vin accompagne souvent les bons repas, mais la bière est aussi un choix intéressant, d'autant plus qu'elle renferme beaucoup moins de calories pour une quantité équivalente, soit environ 150. Une bonne bière se savoure lentement… nul besoin d'en boire plusieurs. Les versions légères contiennent environ 48 calories de moins par bière, ce qui n'est pas négligeable. Une caisse de 24 bières ordinaires fournit près de 3 528 calories tandis qu'une caisse de 24 bières légères en contient 2 376, soit 1152 de moins.

142

Il n'y a rien de meilleur que des légumes de saison cultivés par un maraîcher près de chez soi. Il n'est pas nécessaire de cuire les légumes avec du beurre ou de l'huile. Si vous avez un barbecue, faites-les griller dans un panier grillagé conçu pour la cuisson sur le gril ou encore en papillotes de papier d'aluminium après les avoir saupoudrés de vos aromates préférés. N'oubliez pas que 1 c. à soupe d'huile contient 135 calories. La cuisson au barbecue s'avère donc un bon choix santé.

143

Les longs trajets en voiture nous imposent des arrêts fréquents puisqu'il faut bien manger, faire le plein d'essence, etc. On n'a souvent d'autre choix que de manger dans les restaurants à service rapide des haltes routières. Pour bien terminer le repas, je vous suggère de remplacer le dessert par un verre de lait au chocolat. Cela vous procurera des protéines et du calcium sans compter les glucides qui augmenteront votre énergie. Tout cela sans vous priver d'un petit goût sucré toujours apprécié en fin de repas. Voilà une bonne façon de consommer des produits laitiers même quand on est sur la route.

144

Les feuilles de rutabaga peuvent être bouillies comme les épinards. On peut les intégrer dans les préparations de quiches aux légumes ou les servir en accompagnement pour ajouter de la variété au menu. Une portion de 100 g (½ tasse) de feuilles bouillies ne renferme que 15 calories. Il s'agit donc d'un excellent choix d'aliment à faible densité énergétique. Les feuilles crues bien lavées ajoutées aux salades ne fournissent que 19 calories par portion de 35 g (1 tasse).

145

Les légumineuses sont riches en fibres alimentaires, ce qui constitue un bon choix au quotidien. Elles peuvent aussi aider à régulariser la glycémie en retardant le passage des aliments de l'estomac à l'intestin, ralentissant ainsi l'absorption du glucose. Elles contribuent également à la diminution du cholestérol sanguin.

Malheureusement, plusieurs préfèrent s'abstenir à cause de leur texture ou de leurs effets sur le système gastro-intestinal. Utilisez vos légumineuses préférées dans une variété impressionnante de recettes: minestrones, fèves au lard, burritos végétariens, hoummos, salades, pains de lentilles, pâté chinois, hachis Parmentier, purées, barres aux fruits, etc. D'un point de vue nutritionnel, le meilleur choix est le haricot de soja en raison de sa valeur élevée en protéines (30,2 g/200 g [1 tasse]), suivi de la lentille rose (19,5 g/200 g [1 tasse]). Référez-vous au tableau suivant pour faire un choix judicieux.

LÉGUMINEUSES	**TENEUR EN PROTÉINES EN GRAMMES PAR PORTION DE 200 G (1 tasse)***
Soja	30,2
Edamames	24,5
Lentilles roses	19,5
Lentilles	18,9
Haricots blancs	18,4
Haricots adzouki	18,3
Haricots romains	17,5
Haricots pinto	16,3
Haricots rouges	16,2
Haricots noirs	16,1
Haricots « Black Turtle »	16,0
Haricots papillons	14,6
Haricots de Lima	12,2

Source: Fichier canadien sur les éléments nutritifs, Santé Canada, 2010 (version électronique accessible à l'adresse www.santecanada.gc.ca/fcen).

psssst !

Pour éviter les flatulences, il vaut mieux ne pas consommer de trop grosses portions de légumineuses. Commencer par manger de petites quantités. L'intestin s'adaptera graduellement au surplus de fibres alimentaires. Les flatulences et les gaz s'atténuent avec l'usage. De plus, je vous suggère de jeter l'eau de trempage, car elle contient des sucres fermentescibles. Si vous optez pour des légumineuses en conserve, assurez-vous de bien les rincer.

146

Le gâteau des anges est un dessert peu calorique qui ne renferme aucune matière grasse. Une portion de 50 g (1 ¾ oz), soit le douzième du gâteau, ne contient que 128 calories. Les blancs d'œufs fournissent près de 3 g de protéines par portion. On peut servir ce gâteau avec un coulis de fraises ou de framboises plutôt que de le couvrir de glaçage ou de sauce au chocolat ou au caramel. Ce dessert léger et succulent est apprécié en toutes saisons !

Ce qu'il faut

- 12 blancs d'œufs à température ambiante
- 1 c. à thé (à café) de crème de tartre
- 1 c. à thé (à café) d'extrait d'orange, d'amande ou de vanille
- 420 g (1 ¾ tasse) de sucre
- 130 g (1 tasse) de farine à pâtisserie
- Une pincée de sel
- 80 ml (⅓ de tasse) d'eau tiède

Ce qu'il faut faire

1. Préchauffer le four à 180 °C/350 °F/gaz 4.
2. Dans un grand bol, à l'aide du batteur électrique, monter les blancs d'œufs en neige avec la crème de tartre et l'extrait d'orange jusqu'à l'obtention de pics fermes.

3. Ajouter le sucre graduellement.
4. Tamiser les ingrédients secs sur la meringue en les incorporant délicatement, au fur et à mesure, en pliant à l'aide d'un fouet ou d'une maryse.
5. Verser la préparation dans un moule à gâteau des anges non graissé et cuire au four pendant 40 minutes ou jusqu'à ce que le gâteau reprenne sa forme après une pression du doigt à la surface.
6. Laisser reposer le gâteau à température ambiante environ 1 heure avant de le démouler.

psssst ! Le gâteau éponge est un autre dessert peu calorique. Sa texture est légère comme celle du gâteau des anges. Comme il ne contient aucune matière grasse, il est idéal pour ceux qui souhaitent intégrer de nouveaux desserts santé dans leur régime alimentaire. Servi avec une coupe de fruits frais et un verre de lait, il est très apprécié pendant le temps des fêtes.

147

Avez-vous déjà goûté à la crème glacée de riz ? Plusieurs parfums populaires sont maintenant offerts dans le commerce : napolitaine, chocolat marbré, menthe et grains de chocolat, fraises, biscuits et vanille. Ces produits sont aussi vendus sous forme de barres glacées et de bouchées. Les produits glacés à base de riz contiennent très peu de gras (environ 5 g par portion) et la plupart sont mono-insaturés.

psssst ! La crème glacée de riz s'avère un bon choix pour les personnes intolérantes au lactose.

148

Les fraises, les framboises, les mûres et les bleuets (myrtilles) sont si beaux et si bons dans une tarte aux fruits. En été, il n'y a rien de meilleur pour terminer un repas. Toutefois, certaines tartes sont recouvertes d'une glaçure composée de sucre et de gélatine qui leur donne un aspect lustré et prolonge leur durée de conservation. On peut trouver cette glaçure en sachet au rayon des fruits et légumes. Un sachet complet ajoute 113 calories à une grande tarte aux fruits, soit près de 30 calories de plus par portion. Si vous cuisinez votre tarte dans l'après-midi pour le service du soir, il n'est pas nécessaire d'utiliser ce produit d'autant plus que certaines marques de glaçures camouflent le goût des fruits frais.

149

Si vous aimez les beignets, voici quelques données pour vous dissuader d'en manger. Un beignet fourré à la crème Boston contient 250 calories, dont 8 g de gras (3,5 g de gras saturés) et 40 g de glucides. Une roussette au miel, l'un des pires choix, renferme 320 calories, dont 19 g de gras (9 g de gras saturés) et 37 g de glucides !

psssst !

Les beignets recouverts de glaçage sont toujours plus caloriques. Par exemple, le beignet à l'ancienne glacé contient 15 g de sucre de plus que le beignet à l'ancienne ordinaire, soit 60 calories supplémentaires !

150

La salade de chou et la salade de pâtes regorgeant de légumes frais sont d'excellents plats d'accompagnement. Si vous aimez les apprêter avec de la mayonnaise, sachez que la mayonnaise légère renferme moins de gras et de glucides que la mayonnaise ordinaire. Ces deux produits contiennent pratiquement le même nombre de calories. On peut remplacer la mayonnaise entièrement ou à moitié par du yogourt nature ou de la crème sure (aigre) légère. Le mélange mayonnaise-yogourt grec est une combinaison gagnante pour les sandwichs au thon ou au poulet puisqu'on peut profiter à la fois du bon goût de la mayonnaise et des protéines du yogourt. Pour vos sandwichs, utilisez une petite boîte de poisson de 85 g (3 oz), 1 c. à soupe de mayonnaise et 1 c. à soupe de yogourt grec. Cette garniture contient 18 g de protéines et 4 g de gras, ce qui est idéal pour le repas du midi.

151

Pour plusieurs personnes, les infâmes barres de chocolat du commerce représentent la tentation ultime. Quand les nutritionnistes demandent à leurs clients quels sont les aliments qu'ils se sentent coupables de manger, les barres de chocolat et les croustilles remportent généralement la palme. Pour éviter de succomber trop souvent à la tentation, prenez l'habitude de cacher le chocolat dans des endroits difficiles d'accès, par exemple dans un placard du sous-sol. Le soir venu, installé confortablement dans votre sofa, vous n'aurez probablement pas envie d'aller le chercher si loin. Ce truc n'est pas garant de succès, mais j'ose croire que vous vous abstiendrez au moins une fois sur deux.

152

Pour consommer moins de calories, servez la crème glacée dans un bol plutôt que dans un cornet. Un cornet régulier contient 17 calories tandis qu'un cornet gaufré peut en renfermer jusqu'à 121!

153

Voici une recette de gâteau au chocolat et aux courgettes que j'affectionne particulièrement. Il ne contient ni huile ni beurre et seule la poudre d'amande fait office de matière grasse. Les amandes sont recommandées pour leurs vertus santé, car elles diminuent les risques de maladie cardiovasculaire, de cancer du côlon et de diabète de type 2 en plus de faire baisser le taux de mauvais cholestérol. Ce gâteau très nutritif se congèle facilement.

Ce qu'il faut

- 240 g (2 tasses) de courgettes, pelées
- 4 œufs
- 100 g (1 tasse) de poudre d'amande
- 1 c. à soupe de sirop d'agave
- 75 g (2 ½ oz) de chocolat noir 70 %
- 1 c. à soupe de poudre de cacao non sucrée
- 10 à 15 amandes, concassées

Ce qu'il faut faire

1. Préchauffer le four à 180 °C/350 °F/gaz 4.
2. Mixer les courgettes au robot et les presser pour extraire le maximum d'eau.

3. Mélanger tous les ingrédients dans un bol.
4. Verser dans un moule à pain graissé et enfariné.
5. Cuire au four pendant 40 minutes.

154

Vous raffolez des sushis frits ? Vous avez raison, car le tempura leur donne une agréable texture croustillante, mais aussi plusieurs calories en plus. Or, il peut être intéressant d'opter pour des sushis qui contiennent du tempura plutôt que ceux plongés directement dans la friture. Ainsi, on garde le croquant et le goût du tempura en consommant moins de calories. La portion idéale est de 9 à 12 morceaux selon leur grosseur. Servez les sushis avec de la sauce soja plutôt que de la mayonnaise épicée. La première ne contient pas de gras tandis que la seconde en regorge ! Quant au wasabi, on croit qu'il augmenterait le métabolisme de base, comme le piment de Cayenne. N'hésitez donc pas à l'incorporer dans la sauce soja.

155

S'il vous arrive de manger dans un restaurant à service rapide, apprenez à dire non lorsqu'on vous offre un format géant de boisson gazeuse pour le prix d'un petit ou moyennant un léger supplément. Profitez-en pour demander qu'on mette beaucoup de glaçons dans votre verre, car ils ne contiennent aucune calorie. On a parfois l'habitude de prendre les boissons gazeuses sans glaçons en prétextant qu'on en a plus pour son argent, mais a-t-on vraiment besoin de toutes ces calories liquides ? Ne devrait-on pas boire de l'eau à la place ? Il est agréable de temps à autre de prendre une boisson gazeuse pour le plaisir, mais l'eau demeure la boisson idéale au quotidien.

156

Certains colorants à café aromatisés fournissent jusqu'à 60 calories par cuillère à soupe. Les différentes saveurs offertes (vanille, noisette, sucré et crémeux) contiennent plus de glucides que le colorant à café ordinaire (45 calories par cuillère à soupe). Ces produits peuvent être utiles lorsqu'il est impossible de s'approvisionner en lait, par exemple au travail ou en camping. En temps normal, il est préférable d'ajouter du lait ou de la boisson de soja à son café, car ils contiennent des protéines.

157

Préparez votre repas du midi en même temps que celui de votre enfant. Si vous avez envie d'un sandwich, il n'est pas nécessaire d'utiliser deux tranches de pain. Une seule tranche coupée en deux conviendra parfaitement, surtout si vous la garnissez généreusement d'aliments protéinés : poulet, dinde, jambon, œufs, etc. Au lieu de manger beaucoup de pain, donc beaucoup de glucides, accordez une plus grande importance aux protéines. Accompagnez votre sandwich de crudités variées (carotte, rutabaga, brocoli, céleri, radis, chou-fleur, poivron, etc.) et terminez votre repas par une portion de fruit et un petit pot de yogourt grec.

158

Quand vous mangez au restaurant, essayez dans la mesure du possible d'éviter les plats à base de crème : crèmes de légumes, potages Parmentier, sauces crémeuses, crèmes brûlées, clafoutis, etc. Choisissez plutôt parmi les nombreux choix plus nutritifs figurant au menu : grillades, poissons (sauf le poisson-frites) et salades. Certaines préparations sont peu caloriques, mais la portion servie au restaurant est souvent deux fois plus grosse que la normale. En s'efforçant de ne rien gaspiller, on engloutit un nombre effarant de calories additionnelles.

159

Il est facile de préparer des sucettes glacées chez soi. Procurez-vous des moules adéquats et laissez place à votre imagination ! Confectionnez par exemple des friandises glacées avec du yogourt grec à la vanille auquel vous ajouterez des morceaux de fruits. Cette collation nutritive augmente notre consommation de fruits de façon agréable tout en nous rassasiant. Renoncez aux friandises glacées à base de jus ou d'eau sucrée et adoptez celles qui renferment du yogourt. Elles sont meilleures pour la santé qu'une sucette glacée ou un sandwich à la crème glacée. Si vous ne pouvez résister à une sucette glacée à base de jus, assurez-vous qu'elle contient du jus de fruits naturel à 100 % ou de la purée de fruits. Elle ne doit pas contenir de sucre ajouté en plus d'offrir une valeur intéressante en folate et en vitamines A et C.

160

L'ambiance qui règne dans la pièce où nous prenons nos repas influence nos habitudes alimentaires. Par exemple, un éclairage tamisé induisant un état de relaxation nous porterait à manger une plus grande quantité d'aliments, tandis qu'une musique trop forte nous pousserait à manger plus vite, donc davantage. Voilà pourquoi il est recommandé de prendre nos repas dans une pièce bien éclairée et calme en prenant son temps.

161

Les biscuits à la meringue sont beaucoup moins caloriques que ceux aux grains de chocolat. La recette suivante peut être réalisée en un clin d'œil :

Ce qu'il faut

- 3 ou 4 blancs d'œufs
- ½ c. à thé (à café) de sel
- ½ c. à thé (à café) de crème de tartre
- 240 g (1 tasse) de sucre
- 3 c. à soupe de poudre de cacao non sucrée
- 3 c. à soupe de grains de chocolat mi-sucrés (facultatif)
- 3 c. à soupe d'amandes ou de noix de grenoble, hachées (facultatif)

Ce qu'il faut faire

1. Préchauffer le four à 150 °C/300 °F/gaz 2.
2. Dans un bol, monter les blancs d'œufs en neige à l'aide du batteur électrique.
3. Ajouter le sel et la crème de tartre, puis continuer de battre jusqu'à l'obtention de pics mous.
4. Ajouter le sucre peu à peu jusqu'à l'obtention de pics fermes.
5. Ajouter le cacao graduellement en pliant la préparation à l'aide d'une spatule.
6. Incorporer le chocolat et les amandes en continuant de plier.
7. Étaler la préparation sur une plaque de cuisson (environ 1 c. à soupe par biscuit) et cuire au four pendant 20 minutes ou jusqu'à ce que les biscuits soient dorés. Laisser refroidir complètement.

162

Les burritos et les tacos sont tout indiqués pour les repas en famille grâce à leur bon goût et à leur rapidité d'exécution. Comme il est de mise de limiter sa consommation de viande rouge, mélangez le bœuf haché avec des haricots noirs. Cela vous permettra de consommer suffisamment de fibres sans négliger les protéines. Cette solution gagnante est une bonne façon de réduire l'apport en gras saturés.

psssst !

Pour éviter de consommer un surplus de glucides, ne mangez pas plus d'une tortilla par repas. Amusez-vous à lui donner la forme d'un bol dans lequel vous verserez le mélange viande et haricots. Pour ce faire, étalez-la dans un bol allant au four en vous assurant qu'elle épouse parfaitement sa forme. Faites-la ensuite dorer légèrement au four préchauffé à 180 °C/350 °F/gaz 4 pendant 10 à 15 minutes.

163

Il est recommandé de manger de la viande rouge une fois par semaine seulement. Si vous n'avez pas envie de manger uniquement du poulet le reste du temps, achetez du poisson en conserve pour vos repas du midi. Un délice avec une salade ou un autre accompagnement de légumes. Choisissez du poisson conservé dans l'eau plutôt que dans l'huile, ce qui représente environ 148 calories en moins. Le poisson en conserve assaisonné apporte de la diversité au menu, mais baigne souvent dans l'huile. Il est donc important de l'égoutter avec soin. Une boîte de 156 g (5 ½ oz) de thon contient 280 calories, dont 24 g de protéines et 18 g de lipides (dont 0,2 g d'oméga-3). Mélangez le poisson et une partie de l'huile d'olive contenue dans la boîte sur du riz, des nouilles, du couscous ou du quinoa pour composer un bon repas en un rien de temps.

164

Si vous n'avez pas le temps de préparer un potage, mélangez de la purée de légumes pour bébés avec un peu de bouillon de poulet ou de légumes. Vous obtiendrez une soupe nutritive en quelques secondes seulement et vous pourrez ainsi consommer au moins une ou deux portions de légumes. Une idée géniale !

165

Méfiez-vous des potages contenant de la crème. Si vous les préparez avec du lait écrémé, ils sont tout aussi succulents. Ajoutez simplement un légume féculent comme la pomme de terre ou la patate douce pour l'épaissir. En versant 250 ml (8 oz) de crème 15 % M.G. dans le potage au moment de la cuisson, vous ajoutez 406 calories et 38 g de gras, soit l'équivalent de 7 c. à thé (à café) de beurre.

pssssst ! Pourquoi ne pas remplacer la crème par du tofu soyeux ? Votre plat aura la même onctuosité !

166

Le gâteau au fromage new-yorkais est un vrai délice, mais sa garniture aux fraises et au fromage à la crème est extrêmement riche. On peut heureusement alléger la recette en utilisant du fromage à la crème allégé, de la crème sure ou du fromage cottage. Comparativement à 250 g (1 tasse) de fromage à la crème, 250 ml (1 tasse) de crème sure 14 % M.G. contient 398 calories et 50 g de lipides en moins. On trouve dans le commerce de la crème sure légère. Voici une recette de gâteau au fromage allégé étonnante de simplicité.

Croûte

Ce qu'il faut

- 150 g (1 ¼ tasse) de chapelure de biscuits graham
- 2 c. à soupe de sucre
- 3 c. à soupe de beurre non salé, fondu

Ce qu'il faut faire

1. Préchauffer le four à 180 °C/350 °F/gaz 4.
2. Mélanger tous les ingrédients dans un bol.
3. Presser légèrement la préparation au fond d'un moule à charnière de 20 cm (8 po) de diamètre.
4. Cuire au four environ 12 minutes. Laisser refroidir.

Garniture

Ce qu'il faut

- 250 g (8 oz) de tofu mi-ferme
- 250 g (1 tasse) de fromage à la crème allégé
- 250 g (1 tasse) de sucre glace
- 60 ml (¼ de tasse) de lait écrémé
- 1 c. à soupe de fécule de maïs
- 2 c. à thé (à café) d'extrait de vanille

Ce qu'il faut faire

1. Préchauffer le four à 180 °C/350 °F/gaz 4.
2. Mélanger tous les ingrédients dans un bol et verser sur la croûte réservée.
3. Cuire au four pendant 25 minutes.
4. Baisser la température du four à 160 °C/325 °F/gaz 3 et poursuivre la cuisson pendant 15 minutes ou jusqu'à ce que la garniture soit ferme. Laisser refroidir.
5. Si désiré, ajouter des fraises fraîches légèrement écrasées pour obtenir un véritable *cheesecake* new-yorkais.

167

Il n'est pas toujours facile de mettre la main sur des collations santé. Parfois, comme c'est le cas pour les noix, il faut en prendre une toute petite quantité pour éviter de consommer trop de gras et de calories. Les noix de soja représentent toutefois un bon compromis, car leur teneur extrêmement élevée en protéines nous rassasie rapidement (21 g par portion de 60 g/½ tasse). Elles sont bonnes pour le cœur puisqu'elles contiennent des gras polyinsaturés et aucun cholestérol. Celles à saveur de barbecue renferment environ 7 g de fibres alimentaires. La présence de fibres et de protéines est toujours une combinaison gagnante, mais attention à la quantité servie puisqu'une portion de 60 g (½ tasse) peut fournir jusqu'à 230 calories. Accordez votre préférence aux noix de soja nature.

168

La gomme à mâcher (*chewing-gum*) peut-elle nous faire grossir ? Une gomme renferme de 2 à 5 calories. Si l'on en prend deux par jour, cela représente près de 3650 calories annuellement, soit 500 g (1 lb) de gras de plus sur le pèse-personne. Il appert que la gomme stimule l'appétit et le péristaltisme (mouvement) intestinal. Pourquoi ne pas opter pour un produit sans sucre ? Son goût est similaire et la gomme est tout aussi agréable à mâcher, mais cela nous évite d'ingérer des calories vides.

169

Les barres tendres santé doivent contenir un minimum de 2 g de fibres par portion et un maximum de 6 g de lipides et de 2 g de gras saturés. Choisissez une marque sans sel ajouté dont la liste d'ingrédients est courte. Le premier ingrédient mentionné doit être « blé entier » ou « grains entiers ». Évidemment, un enrobage sucré augmentera considérablement la teneur en calories. Certaines marques offrent deux barres par paquet, ce qui nous incite souvent à manger les deux. Pour contourner ce genre de tentation, recherchez les emballages n'offrant qu'une seule barre par paquet.

170

Le lait de poule est idéal pour entamer une journée froide du bon pied. À l'aide du robot culinaire ou du mélangeur, on fouette un grand verre de lait avec de l'essence de vanille, un œuf et un peu de sucre (ou un succédané). Vous pouvez en préparer une grande quantité que vous conserverez au réfrigérateur pendant 3 jours maximum... s'il en reste ! Ce mélange donne un bon goût d'automne incomparable au café au lait.

171

Au moment de préparer une sauce forestière à base de vin blanc et de fond de veau ou de gibier, ajoutez-y une grande quantité de vos champignons préférés : pleurotes, champignons de Paris, cèpes, morilles, trompettes, girolles, etc. Ils donneront beaucoup de saveur et de volume à votre préparation. Une portion de champignons de 50 g (½ tasse) ne renferme que 11 calories. N'hésitez pas à les utiliser abondamment et à mélanger les variétés.

172

Certains restaurants offrent des portions gigantesques qui correspondent parfois à nos besoins énergétiques pour toute une journée. Je vous recommande fortement de prendre une entrée légère, comme une salade ou une soupe, que vous pourrez partager. Pour le plat principal, optez pour un choix sensé qui vous fait plaisir. Si vous avez envie d'un dessert, pourquoi ne pas le séparer avec ceux qui vous accompagnent ? Il suffit souvent d'une ou deux bouchées pour se satisfaire.

173

Les sandwichs au poulet et au thon sont toujours de bons choix à condition qu'ils ne renferment pas trop de mayonnaise. N'oubliez pas que nous devons toujours privilégier les aliments à densité énergétique peu élevée. Pour faire un sandwich santé, employez au moins 60 g (2 oz) de volaille ou de poisson. Utilisez les trucs 33 et 84 pour la mayonnaise en plus d'ajouter des dés de concombre et de céleri. Ces légumes très appréciés dans les sandwichs au thon permettent d'augmenter considérablement le volume de la garniture. Une portion de légumes de 80 g (½ tasse) par sandwich est idéale. Complétez votre repas par un jus de légumes ou de tomate, un pouding au riz et un fruit frais.

174

Plusieurs restaurants mettent leur menu en ligne chaque jour. Avant de se déplacer, on peut donc y jeter un coup d'œil pour voir si les plats offerts nous conviennent. Si c'est le cas, on peut même décider à l'avance ce que l'on va commander. Certains établissements ont un site web indiquant la valeur nutritive de leurs repas et leurs meilleurs choix santé. Il s'agit d'un outil très utile pour ceux qui surveillent leur ligne ou qui souhaitent maintenir un poids santé. Méfiez-vous des menus « santé » et prenez le temps de vérifier d'autres options afin de faire les bons choix. Le fait d'établir votre menu à l'avance vous empêchera d'être pris au dépourvu et de vous laisser tenter par d'autres propositions moins recommandables. Si vous n'allez au restaurant qu'une fois par mois, appliquez le principe 80/20 (voir Truc 9) en n'étant pas trop sévère envers vous-même. Une fois n'est pas coutume !

175

Vous adorez les charcuteries mais vous vous abstenez d'en manger trop souvent? En troquant de temps à autre les saucisses de porc contre des saucisses de dinde, vous pourrez épargner plus de 125 calories par saucisse ! Un menu dégustation incluant différentes variétés de saucisses peut aussi être une option profitable pour toute la famille. Le marché s'est grandement diversifié au cours des dernières années et certaines saucisses contiennent même des fruits ! N'hésitez pas à vous informer des nouveautés auprès de votre boucher.

176

Selon les principes de l'assiette santé, la portion de féculent qu'on doit mettre dans notre assiette est de 80 g (½ tasse). Au lieu d'accompagner votre repas d'une tranche de pain ou de purée de pommes de terre, faites changement en essayant le quinoa. Une portion de quinoa cuit renferme 88 calories, 2 g de fibres et 3 g de protéines. Moins lourd que les autres grains, il se prépare en un rien de temps et s'intègre harmonieusement aux recettes de chilis, quiches, soupes, salades de pâtes ou de légumineuses et plats d'inspiration indienne ou orientale. Le quinoa est un aliment passe-partout extrêmement utile en cuisine.

177

Par temps maussade et pluvieux, il vous arrive sûrement d'avoir envie de passer la journée à regarder des films à la télé. J'espère que vous avez une machine à maïs soufflé à la maison, car c'est un *must* pour contrôler la quantité de ce que l'on mange sans utiliser d'additif. Une fois éclaté, le maïs est une collation idéale avec ses 33 calories par 10 g (1 tasse). La même quantité de maïs soufflé au goût de beurre procure environ 78 calories.

psssst !

Le maïs soufflé vendu au cinéma est probablement l'un des pires choix de collation. Le grand format renferme parfois près de 1500 calories ! De quoi faire réfléchir...

178

Essayez de ne pas arriver affamé au restaurant. La corbeille de pain chaud est si invitante quand on a l'estomac dans les talons ! On se laisse aussi tenter plus facilement par une entrée ou la table d'hôte, ce qui vient ajouter plusieurs calories à l'ensemble du repas. Si vous allez au restaurant avec votre conjoint, prenez une seule table d'hôte et un plat principal en plus. Vous partagerez ainsi votre entrée et votre dessert tout en ayant chacun votre mets principal.

179

Si vous avez l'habitude de conserver vos noix, friandises et autres petites douceurs dans des contenants transparents, je vous suggère de les mettre désormais dans des contenants opaques. Comme le simple fait de voir un aliment peut nous inciter à le consommer, la tentation sera ainsi beaucoup moins grande. Évitez de garder les aliments sans valeur nutritive à portée de vue. Gardez plutôt un plat de fruits frais sur la table, un meilleur choix santé quand la fringale nous prend.

180

La poitrine de poulet (blanc de volaille) est souvent trop sèche si on ne l'apprête pas avec de la sauce. Que faire si l'on désire faire un repas santé de poulet et de légumes ? Je vous propose de mélanger du yogourt nature (pourquoi pas du yogourt grec ?) avec un peu de miel et de poudre de cari pour faire une sauce onctueuse qui saura apporter une belle saveur à la volaille. Si sa consistance n'est pas assez liquide, ajoutez un peu de lait écrémé et délayez-la à l'aide d'une fourchette. Une bonne façon de remplacer la sauce barbecue !

181

Les amoureux de l'ail raffolent de l'aïoli, une émulsion d'huile d'olive à l'ail. L'aïoli du commerce renferme parfois du jus de citron ou des jaunes d'œufs, ce qui en fait une sorte de mayonnaise qu'il faut employer avec modération puisque l'ingrédient principal demeure l'huile d'olive. Deux cuillères à soupe contiennent 180 calories et près de 18 g de gras (surtout des gras mono-insaturés). On peut servir l'aïoli avec des frites, des pommes de terre au four, des viandes braisées, des légumes grillés, du poisson et des crustacés.

182

On peut créer de délicieux plats principaux et entrées avec le yogourt nature 0 % M.G. Il faut d'abord le laisser égoutter pour obtenir du labneh. Pour ce faire, on place une étamine dans un tamis à mailles très fines placé sur un bol et on y verse le yogourt. On le laisse réfrigérer pendant 4 heures pour obtenir un produit dont la texture est semblable à celle du fromage mascarpone. Très riche en protéines, le labneh peut se déguster nature ou servir d'ingrédient de base dans plusieurs recettes. Il suffit d'être créatif, par exemple en le mélangeant avec du vinaigre balsamique réduit aux trois quarts que l'on parfumera avec de l'ail émincé, un peu de persil et du poivre. On peut aussi servir le yogourt égoutté avec des tomates séchées, de l'ail rôti, un peu de parmesan râpé, du jus de citron, du persil et de l'assaisonnement au chili. Un régal pour toute la famille !

183

Il n'y a rien de mal à manger du poulet frit de temps à autre pour satisfaire ses envies, mais mieux vaut alors opter pour de gros morceaux que pour des croquettes ou des pépites «popcorn». Ces dernières contiennent évidemment plus de panure puisqu'elles sont plus petites. À poids égal, la valeur nutritionnelle d'un morceau de poulet frit et des pépites est loin d'être la même. De plus, les gros morceaux contiennent davantage de protéines, car ils renferment plus de viande.

- Un morceau (59 g) de poulet frit que l'on peut manger dans une chaîne de restauration rapide: 150 calories, 8 g de gras et 13 g de protéines.
- Pépites «popcorn» (59 g) que l'on trouve aussi dans une chaîne de restauration rapide: 203 calories, 14 g de gras et 9 g de protéines.
- Le dernier choix est à éviter, car il contient moins de protéines et plus de gras.

184

Certains gras ont la propriété d'être solides à la température ambiante à cause de leur teneur plus élevée en acides gras saturés qui augmentent le taux de «mauvais» cholestérol. Plus une matière grasse contient d'acides gras insaturés, plus elle est molle, voire liquide. C'est le cas des margarines et des huiles végétales. Il importe de se rappeler que la composition des matières grasses ne modifie pas le nombre de calories. Donc, d'un point de vue strictement calorique, tous les gras s'équivalent avec environ 125 calories par cuillère à soupe. Pour la santé, mieux vaut toutefois prioriser les huiles mono- et polyinsaturées telle l'huile de canola (colza).

185

Les légumes sont d'excellents coupe-faim. Ils renferment un lot de vitamines et de minéraux et possèdent une faible densité énergétique. Il ne faut surtout pas s'en priver, même au petit-déjeuner pour bien commencer la journée. Voici une recette de smoothie vert composé à 60 % de fruits et à 40 % de légumes. Lors de vos premiers essais, utilisez une banane, un classique dans toute bonne recette de smoothie. Elle adoucit le goût des légumes verts et donne une boisson plus crémeuse. Par la suite, faites différents essais avec vos fruits de saison préférés ou des fruits surgelés que vous marierez avec des épinards, de la laitue, de la mâche, un peu de persil, du chou vert frisé (*kale*) ou du céleri (retirez les tiges trop coriaces). Quelques feuilles de menthe procureront une belle fraîcheur à l'ensemble. Voici l'une de mes recettes préférées que je prépare au mélangeur : 1 grosse poignée d'épinards, 1 tige de céleri, 1 banane, 160 g (1 tasse) de fraises surgelées, 1 orange, un petit morceau de gingembre, 500 ml (2 tasses) d'eau ou de lait d'amande.

186

La sauce thaïlandaise sucrée aux piments doit être consommée avec modération. Une quantité de 2 c. à soupe contient 90 calories, dont 17 g de glucides, soit pratiquement l'équivalent d'une grosse orange. Les chefs des restaurants thaïs l'utilisent dans plusieurs préparations ainsi que comme vinaigrette dans les salades.

187

Il n'est pas toujours facile de bien s'alimenter dans les avions et les aéroports. La règle de base est de ne pas se laisser tenter par les bretzels et autres grignotines salées et d'éviter les boissons gazeuses. Il est préférable de boire de l'eau, du thé ou du café et d'acheter un repas léger dans une sandwicherie ou un café de l'aéroport plutôt que de prendre le repas offert dans l'avion. Celui-ci contient souvent beaucoup trop de calories et de sodium. Mâcher de la gomme peut également atténuer notre envie de grignoter pendant le vol et nous aider à supporter les variations de pression atmosphérique qui affectent parfois nos oreilles.

188

Un repas qui ne contient pas suffisamment de protéines ne peut nous soutenir bien longtemps. Il peut donc être avantageux de prendre un dessert qui en renferme une bonne quantité, comme le yogourt grec ou ce gâteau protéiné prêt en 90 secondes.

Ce qu'il faut

- 1 c. à soupe de protéines de petit-lait (protéines de lactosérum) en poudre à saveur de vanille ou de chocolat
- 1 c. à soupe de poudre de cacao non sucrée
- ½ c. à thé (à café) de levure chimique (poudre à pâte)
- Cannelle moulue
- 1 c. à soupe de compote de pommes
- 1 blanc d'œuf

Ce qu'il faut faire

1. Mélanger tous les ingrédients dans un ramequin, un petit bol ou une grande tasse.
2. Cuire au four à micro-ondes de 75 à 90 secondes.
3. Démouler le gâteau ou le manger directement dans le bol. On peut y ajouter un peu de lait glacé ou de coulis de fruit.

189

Pour varier vos sautés de légumes, essayez les noix de ginkgo décortiquées, précuites, en conserve ou emballées sous vide. On peut s'en procurer dans les épiceries orientales et les magasins d'alimentation naturelle. Contrairement aux autres noix, leur valeur nutritionnelle est similaire à celle d'un fruit. Une portion de 40 g (¼ de tasse) renferme 14 g de glucides, 1,7 g de protéines et seulement 0,6 g de gras. Aussi connue sous le nom de *pakewo,* la noix de ginkgo est très recherchée par les gourmets asiatiques, surtout en Thaïlande. Le goût de la noix cuite rappelle celui du pignon tandis que celui de la noix crue s'apparente davantage à celui de la pomme de terre. On la sert parfois en amuse-gueule ou en accompagnement avec le saké. Elle rehausse superbement les parfums des sautés de légumes apprêtés à la mode orientale.

190

Le babeurre est le liquide blanc récupéré après le barattage de la crème ayant servi à la fabrication du beurre. On peut le boire comme du lait et sa valeur nutritionnelle est similaire. Dans 250 ml (1 tasse), on trouve 12 g de glucides, 8 g de protéines et 2 g de lipides. Le babeurre peut remplacer le tiers de la quantité d'huile demandée dans une recette. Cette substitution permet de réduire la quantité de matière grasse tout en ajoutant de précieuses protéines à la préparation.

191

Quand on manque de temps pour cuisiner, on a souvent recours aux pâtes en conserve. Il ne s'agit malheureusement pas d'un repas complet, d'autant plus qu'elles contiennent des quantités astronomiques de sodium. S'il vous arrive d'en manger à l'occasion, prenez soin d'y ajouter une source de protéines : haricots rouges, cubes de tofu, dinde ou veau haché, etc. Vous pouvez aussi les faire gratiner avec un bon fromage. Les pâtes farcies à la viande contiennent davantage de protéines que celles au fromage. Une solution intéressante quand on est pressé est de servir des pâtes fraîches farcies. Elles sont meilleures pour la santé que les pâtes en conserve et cuisent en quelques minutes seulement.

192

Les pommes de terre au four sont succulentes, mais il faut les garnir en ne perdant pas de vue nos objectifs santé. Après tout, on peut employer autre chose que du beurre, riche en gras saturés, pour rehausser leur goût. Essayez le fromage ricotta par exemple. Une cuillère à soupe ne contient que 22 calories, dont seulement 1 g de gras. Son goût plutôt doux se marie parfaitement avec les épices. Parce qu'elle renferme beaucoup de glucides, la pomme de terre est souvent considérée davantage comme un féculent que comme un légume. Il est donc important d'ajouter une portion de légumes additionnelle dans notre assiette chaque fois que nous mangeons des pommes de terre.

193

Prenez-vous le temps de bien mastiquer vos aliments ? Des études récentes indiquent que les personnes qui mastiquent plus de vingt fois leur nourriture réduisent leur apport calorique de 70 calories par repas. Le fait de manger plus lentement permet de percevoir plus facilement les signaux de satiété tandis qu'une bonne mastication nous fait apprécier davantage les saveurs et les textures des aliments.

194

Une collation nutritive doit contenir des glucides et des protéines tout en étant peu calorique. Il ne faut pas oublier que les calories absorbées à l'heure du goûter viennent s'ajouter à celles que nous prenons dans nos trois repas principaux et qui ont pour but de combler nos besoins énergétiques pour la journée. Il importe donc de faire de bons choix. Si l'on prend chaque jour une collation de 200 calories, il faut retrancher le même nombre de calories de nos trois repas, sinon ce surplus quotidien mènera à un gain de poids d'environ 9,5 kg (21 lb) annuellement. Voici quelques collations à 75 et à 100 calories. Ainsi, selon le nombre de calories que vous vous accorderez, il vous suffira de multiplier ou d'additionner les calories des aliments du tableau suivant afin de combler les calories allouées aux collations.

- Par exemple : 2 x 75 calories = 150 calories pour la collation de la matinée
- 100 calories + 75 calories = 175 calories pour la collation de l'après-midi.

COLLATION DE 100 CALORIES	COLLATION DE 75 CALORIES
8 amandes enrobées de chocolat	½ muffin anglais cannelle et raisins
2 c. à soupe d'amandes rôties au miel	3 torsades de bretzel
10 croustilles	15 g (¼ de tasse) de bâtonnets de sésame
1 biscuit à l'avoine avec raisins secs	2 galettes de maïs
30 g (3 tasses) de maïs soufflé à l'air	125 g (½ tasse) de compote de pommes
2 sushis (poisson et légumes)	½ sachet de gruau à la cannelle (préparé)
30 raisins rouges	120 g (½ tasse) de fromage cottage 1 % M.G.

195

Le beurre est constitué de matière grasse à 100 %, principalement de gras saturés pouvant causer de l'athérosclérose avec le temps. Ce problème apparaît lorsque les taux de « mauvais » cholestérol sont élevés et que des plaques se forment sur les artères, bloquant ainsi la circulation sanguine. Les conséquences peuvent être désastreuses : crise d'angine, infarctus, maladies vasculaires cérébrales, etc. Pour remplacer le beurre ou la crème dans la purée de pommes de terre, je suggère le yogourt grec. Votre purée sera crémeuse et onctueuse comme jamais. Voici ma recette secrète.

Ce qu'il faut

- 500 g (1 lb) de pommes de terre
- 2 gousses d'ail, hachées finement
- 1 c. à soupe d'huile d'olive extra vierge
- 1 c. à soupe de romarin frais, haché
- 2 c. à soupe de persil frais, haché
- 250 g (1 tasse) de yogourt grec nature 0 % M.G.

- Le jus et le zeste de 1 citron
- Poivre noir

Ce qu'il faut faire

1. Faire bouillir les pommes de terre jusqu'à ce qu'elles soient tendres, puis égoutter.
2. Écraser les pommes de terre tandis qu'elles sont encore chaudes.
3. Dans une poêle, faire revenir l'ail dans l'huile d'olive. Lorsqu'il commence à libérer son arôme, ajouter les herbes fraîches et retirer du feu.
4. Mélanger tous les ingrédients avec les fines herbes à l'aide d'un pilon ou d'un mélangeur.

196

Les graines de citrouille et de potiron sont excellentes à l'heure de la collation. Chaque graine ne contient qu'une seule calorie. Voici comment les faire griller.

Ce qu'il faut

- Graines de citrouille ou de potiron
- Épices au choix (sel marin, cannelle et sucre, cumin, cari, etc.)

Ce qu'il faut faire

1. Préchauffer le four à 180 °C/350 °F/gaz 4.
2. Débarrasser les graines de leurs filaments, puis les rincer à l'eau froide.
3. Éponger les graines entre deux feuilles de papier absorbant, puis les étaler sur une plaque de cuisson. Faire griller au four de 20 à 25 minutes en remuant de temps à autre.
4. Laisser refroidir à température ambiante et assaisonner au goût selon l'inspiration du moment.

197

Qui n'a jamais rêvé de se nourrir de chocolat matin, midi et soir? Quelques fois par semaine, tartinez vos toasts avec cette tartinade au bon goût d'amande et de cacao en n'oubliant pas d'ajouter une source de protéines à votre petit-déjeuner. Elle contient 52 calories par cuillère à soupe et se conserve au réfrigérateur pendant plusieurs semaines.

Ce qu'il faut

- 750 g (4 tasses) de dattes, dénoyautées
- 135 g (1 ½ tasse) de poudre de cacao non sucrée
- 500 g (1 lb) de beurre d'amande crémeux
- 1 c. à thé (à café) d'extrait de vanille

Ce qu'il faut faire

1. Dans une casserole, couvrir les dattes avec un peu d'eau. Porter à ébullition, puis laisser mijoter quelques minutes jusqu'à absorption complète du liquide.
2. Au robot culinaire, mélanger les dattes avec le reste des ingrédients jusqu'à consistance lisse. (Ajouter un peu d'eau chaude au besoin.)

198

La sauce à spaghetti est toujours un bon choix quand on doit préparer un repas en vitesse les soirs où l'on manque d'inspiration. Pour augmenter sa valeur nutritive, coupez la quantité de bœuf haché de moitié et remplacez-la par une brique de tofu émiettée ou coupée en tout petits cubes. Contrairement au tofu, la viande hachée contient beaucoup de lipides et de cholestérol. À titre comparatif, 100 g (3 ½ oz) de bœuf haché maigre renferment 207 calories tandis que la même quantité de tofu n'en procure que 76. Rassurez-vous si vous n'aimez pas la fadeur du tofu puisqu'il absorbera magnifiquement le bon goût de la sauce.

199

Connaissez-vous les papillotes en silicone pour la cuisson au four à micro-ondes? Elles permettent de cuire les légumes sans corps gras en moins de quelques minutes tout en préservant leurs vitamines et minéraux.

200

Si vous vous levez en retard pour aller au travail ou à l'école, ne prétendez pas que vous n'avez pas le temps de prendre votre petit-déjeuner puisqu'il existe plusieurs trucs pour préparer un excellent repas en moins d'une minute. Voici une recette de smoothie au beurre d'arachide contenant plus de 17 g de protéines qui vous permettra de tenir le coup jusqu'au repas du midi.

Ce qu'il faut

- 125 ml (½ tasse) de lait écrémé
- 125 g (½ tasse) de yogourt nature
- 2 c. à soupe de beurre d'arachide
- ½ banane
- 1 c. à soupe de miel
- 4 gros glaçons

Ce qu'il faut faire

- Au robot culinaire, à puissance maximale, battre tous les ingrédients jusqu'à consistance homogène.

Ce smoothie renferme 16 g de gras (dont 2 g de gras saturés), 4 mg de cholestérol, 256 mg de sodium, 47 g de glucides, 3 g de fibres et 17 g de protéines. Si vous n'êtes pas friand de beurre d'arachide, remplacez-le par du thé vert matcha. Pour bénéficier d'une dose maximale d'antioxydants, ajoutez-en de 2 à 3 c. à thé (à café) à votre smoothie du matin. Ce thé est très bon avec les melons. Que diriez-vous d'un smoothie au cantaloup, au melon d'eau (pastèque) et au matcha agrémenté de 180 g (¾ de tasse) de yogourt grec et de quelques graines de lin moulues ? J'aime bien y ajouter des céréales de son de blé ou d'avoine pour augmenter l'apport en fibres et prolonger l'effet de satiété.

201

Ayez toujours de la salsa dans votre garde-manger. Elle vous donnera un précieux coup de main lorsque vous serez à court de légumes. Mettez-en dans les pâtes, le riz aux légumes et les omelettes ou servez-la en accompagnement avec des croustilles de maïs ou, mieux encore, des galettes de riz. Si le cœur vous en dit, mélangez la salsa avec du maïs en grains pour donner une touche mexicaine à vos repas. La salsa du commerce se conserve longtemps à température ambiante. Une alliée indispensable les soirs où l'on a pas le temps de passer des heures à cuisiner.

202

Si vous raffolez des brownies, essayez sans faute cette recette à base de haricots noirs. Ils auront la texture habituelle et le même bon goût. Vos proches sauront-ils deviner quel est l'ingrédient mystère ?

Ce qu'il faut

- 550 g (2 ¾ tasses) de haricots noirs, rincés et égouttés
- 3 œufs
- 45 g (½ tasse) de poudre de cacao non sucrée
- 180 g (¾ de tasse) de sucre
- 60 ml (¼ de tasse) d'huile de canola (colza)
- 1 c. à thé (à café) d'extrait de vanille

Ce qu'il faut faire

1. Placer la grille au centre du four. Préchauffer le four à 180 °C/350 °F/gaz 4.
2. Graisser un moule de 20 cm x 20 cm (8 po x 8 po).
3. Au robot culinaire, réduire les haricots noirs en purée lisse.
4. Pendant que l'appareil est toujours en marche, ajouter les œufs, le cacao, le sucre, l'huile et la vanille jusqu'à consistance lisse et homogène.
5. Verser la préparation dans le moule et lisser le dessus.
6. Cuire au four pendant 35 à 40 minutes. Laisser refroidir complètement avant de démouler.

203

Avez-vous déjà essayé les saucisses de tofu ? Elles sont très utiles quand on doit cuisiner à la fois pour des végétariens et des amateurs de viande. Par exemple, vous pouvez préparer un riz espagnol en faisant cuire des saucisses de tofu dans une poêle différente des saucisses de viande et les servir dans l'assiette des végétariens à la dernière minute. Elles sont aussi excellentes en hot-dogs. Mais il faut demeurer vigilant, car même les produits sans viande renferment beaucoup de sodium, un agent de conservation largement employé dans l'industrie alimentaire.

204

Les citrouilles et les potirons permettent de préparer des potages consistants grâce à leur texture unique. Ils se marient particulièrement bien avec les poireaux, patates douces, oignons, carottes, panais et autres variétés de courges. Pour faire un potage-repas protéiné, ajoutez-y du tofu soyeux ferme puisque 250 g (1 tasse) de ce produit contiennent 13 g de protéines. Utilisez un bloc de tofu soyeux d'environ 250 g (8 oz) pour 750 ml (3 tasses) de potage.

205

Toutes les parties du brocoli étant comestibles, il n'y a aucune perte. Je vous suggère de râper la tige pour faire une salade semblable à la salade de chou. Ajoutez-y des carottes râpées, du vinaigre blanc, un peu de sucre et un mélange moitié mayonnaise et moitié yogourt grec nature. Cette recette ingénieuse permet d'utiliser le brocoli entier, même ses feuilles. Pas de gaspillage !

206

Le kiwi est l'un des fruits les plus riches en vitamine C. Il en renferme deux fois plus qu'une petite orange. Pour lui faire honneur, employez-le dans une sauce qui accompagnera à merveille poisson et volaille. Je vous refile ma recette qui demande 6 kiwis, 2 c. à soupe de vin blanc, 2 c. à soupe de sucre et des feuilles de menthe fraîche. Au mélangeur, mixer les kiwis, le vin et le sucre. Filtrer la préparation pour obtenir un liquide homogène. Ajouter de la menthe au goût et poivrer légèrement. Porter à ébullition et cuire à feu moyen pendant 5 minutes avant de servir.

207

Il est tout à fait de mise de servir des portions de grosseurs différentes aux adultes et aux enfants puisque les besoins énergétiques de chacun varient considérablement selon de nombreux facteurs : sexe, âge, taille, activité physique, etc. L'une des causes menant au surplus de poids chez la femme est le fait qu'elle consomme souvent les mêmes portions que son conjoint. Elle aurait avantage à se servir des portions un peu plus petites tout en demeurant à l'écoute de ses signaux de faim et de satiété. Selon le guide alimentaire canadien, les femmes et les enfants devraient consommer moins de portions provenant des quatre groupes alimentaires que les hommes.

Mes trucs personnels

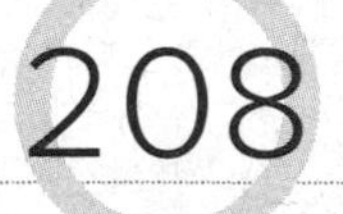

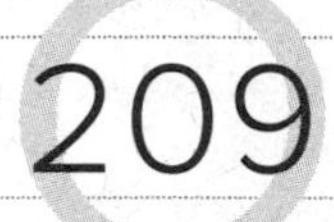

211

212

213

214

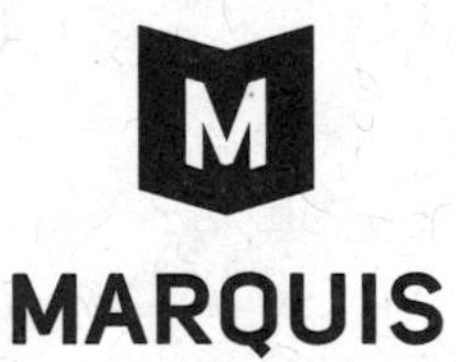

Québec, Canada

Achevé d'imprimer le 23 janvier 2014

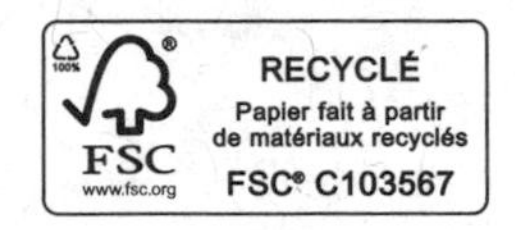

Imprimé sur du papier Enviro 100% postconsommation
traité sans chlore, accrédité ÉcoLogo et fait à partir de biogaz.

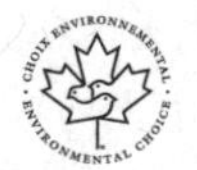

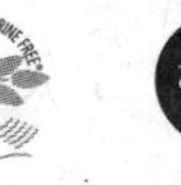

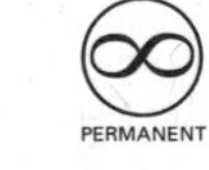

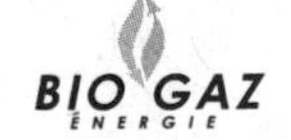